AYUNO INTERMITENTE PARA MUJERES MAYORES DE 50 AÑOS

La guía completa que le ayuda a
Retrasa el envejecimiento, potencia tu autofagia metabólica y desintoxica tu cuerpo.
Incluye deliciosas recetas.

Carla Gonzales

Índice de contenidos

INTRODUCCIÓN

Para las mujeres que están interesadas en la reducción de peso, el ayuno intermitente puede parecer una decisión extraordinaria, pero numerosas personas necesitan saber, ¿deben las mujeres ayunar? ¿Es el ayuno intermitente eficaz para las mujeres? Se han llevado a cabo un par de exámenes clave sobre el ayuno intermitente, que pueden revelar algunas ideas sobre este nuevo y fascinante patrón dietético.

El ayuno intermitente también se denomina ayuno de días alternos, a pesar de que seguramente existen algunas variaciones de esta dieta. La revista American Journal of Clinical Nutrition

un examen reciente que reclutó a 16 hombres y mujeres obesos en un programa de 10 semanas. En los días de ayuno, los participantes consumían alimentos hasta el 25% de sus necesidades energéticas evaluadas. El resto del tiempo, recibieron asesoramiento dietético; sin embargo, no se les dio una regla particular a seguir durante este tiempo.

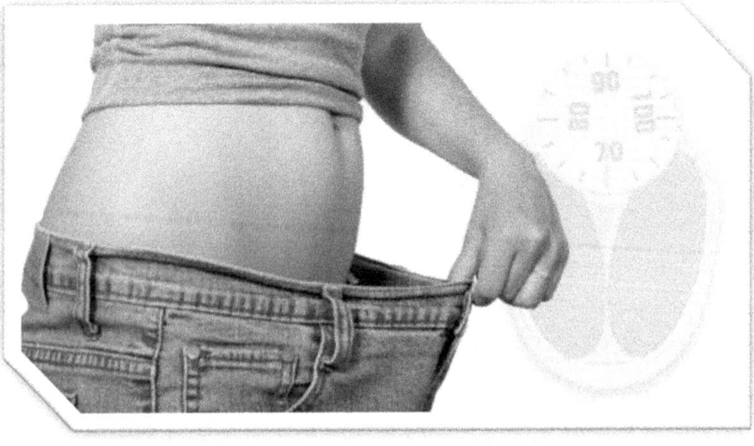

Como era de esperar, los miembros perdieron kilos gracias a este estudio, pero lo que los analistas descubrieron realmente fascinante fueron algunos cambios particulares. Todos los sujetos seguían gordos después de sólo 10 semanas, pero habían mostrado una mejora en el colesterol, el colesterol LDL, los triglicéridos y el pulso sistólico. Lo que hizo que esto fuera un descubrimiento intrigante fue que la gran mayoría necesitaba perder más peso que estos participantes del estudio antes de observar cambios similares. Fue una revelación interesante que ha impulsado a un número extraordinario de personas a probar el ayuno.

El ayuno intermitente para las mujeres tiene algunos efectos útiles y beneficiosos. Lo que lo hace especialmente significativo para las mujeres que intentan ponerse en forma es que las mujeres tienen un contenido mucho más alto de grasa en sus cuerpos. Al intentar ponerse en forma, el cuerpo consume esencialmente las reservas de azúcar en las primeras 6 horas y después comienza a consumir grasa. Las mujeres que están siguiendo una rutina de alimentación saludable y un plan de ejercicios podrían estar luchando con la grasa obstinada, pero el ayuno intermitente es una respuesta razonable para esto.

Ayuno intermitente para mujeres mayores de 50 años

Está claro que el cuerpo y la digestión de las mujeres cambian cuando llegan a la menopausia. Tal vez el mayor cambio que experimentan las mujeres mayores de 50 años es que tienen una digestión más lenta y comienzan a ganar peso. Sin embargo, el ayuno intermitente podría ser un método decente para dar la vuelta y prevenir este aumento de peso. Los estudios han demostrado que este diseño de ayuno controla el hambre y las personas que lo siguen constantemente no se encuentran con anhelos similares a los de otras personas. En caso de que tenga más de 50 años e intente aclimatarse a su digestión más lenta, el ayuno intermitente puede ayudarle a evitar comer mucho cada día.

Al llegar a los 50 años, el cuerpo también comienza a acumular algunas constantes como el colesterol elevado y la hipertensión. El ayuno intermitente se ha reportado para disminuir tanto el colesterol y el pulso, incluso sin una gran cantidad de reducción de peso. En el caso de que haya comenzado a ver que sus cifras aumentan en la consulta del médico cada año, podría tener la opción de bajarlas con el ayuno, incluso sin perder mucho peso.

El ayuno intermitente puede no ser una idea extraordinaria para todas las mujeres. Cualquier persona con una condición de salud particular o que, en general, sea hipoglucémica debería consultar con un médico. En cualquier caso, este nuevo patrón dietético tiene ventajas explícitas para las mujeres que almacenan de forma natural más grasa en su cuerpo y pueden tener dificultades para deshacerse de estas reservas de grasa. mucho más que aprender en nuestros siguientes capítulos.

Antes de empezar...

Espera un momento! Antes de empezar, te recomiendo encarecidamente que cojas un lápiz o un bolígrafo; te vendrá bien para subrayar las cosas que más te llamen la atención o simplemente para apuntar las notas más útiles, para no perder ni una oportunidad de aprender información valiosa, gracias a la llamada "*lectura activa*". "

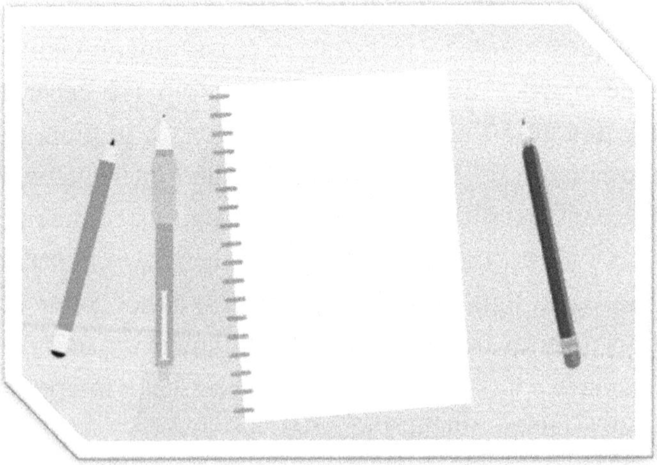

He leído montones de libros sobre dietas y sigo leyéndolos. El anterior es un consejo personal que proviene directamente de mi propia experiencia. Está demostrado que las personas consiguen *interiorizar* los conceptos que leen en cualquier guía cuando rodean las palabras clave o trazan algunas líneas para enlazar los conceptos principales... Cuando *te limitas a leer* es más probable que olvides las cosas unos días después. También se ha demostrado que cuando escribes *activamente* -ya que implica tus funciones cerebrales activas- es mucho más probable que recuerdes las cosas que lees y, lo que es más importante, seguro que *actúas* en consecuencia.

Así que, por favor. No pierdas esta gran oportunidad. Es un consejo desinteresado, pero precioso.

Una historia de éxito de pérdida de peso de *María Sanders*, una de mis queridas pacientes

"He *estado descontenta con mi peso casi toda mi vida y he estado aquí y allá durante todo el tiempo que puedo recordar. Sin embargo, en septiembre de 2014, vi una imagen que me tomaron a mí y a mi familia, y me quedé completamente horrorizada. Había estado experimentando una depresión, me había alejado de las situaciones sociales y estaba desesperado. Sentí que había tocado fondo y decidí que no podía aguantar más. Por aquel entonces, mi peso había alcanzado el recordé 283 libras. Evitaba hacerme fotos y me perdía muchos recuerdos con mi marido porque no soportaba verme a mí misma. Decidí que había llegado el momento de ocuparme del asunto.* "

¿Qué le llevó a elegir perder peso?

"*¡Numerosas cosas de verdad! Estaba muy deprimida y no quería tomar antidepresivos. Era incapaz de inhalar y apenas podía seguir caminando por el centro comercial. Era una persona desesperada, preocupada e infeliz. Necesitaba volver a ser yo. No iba a ningún sitio, no hablaba con nadie y me quedaba en casa durmiendo para no tener que soportar lo sentía. Mi padre ha tenido 3 episodios coronarios y la enfermedad coronaria, junto con la diabetes, la hipertensión y el colesterol elevado, se dan en mi familia. No me gustaría morir a causa* *de esos problemas de salud. No me gustaba la persona en la que me había convertido y necesitaba estar cerca para ver crecer a mi hija."*

¿Cuáles fueron los cambios más significativos que realizó para perder peso?

"Lo *más importante es que necesitaba volver a enseñarme a comer. También necesitaba meterme en la cabeza que el* "ayuno intermitente" *funciona. Es algo que cambia la vida. Debe ser algo que pueda hacer todos los días de mi vida por un resto alucinante. Bebo en su mayor parte agua y mi alimentación se compone de alimentos bajos en grasa y calorías con tentempiés sensatos. No pongo la comida fuera de mi alcance ya que eso hace que la necesite más.*

Si quiero una porción de pizza, la comeré. Simplemente tengo que comer menos, con menos regularidad. En general, estoy prestando especial atención a mi corazón, por lo que tomo menos grasas profundas. Además, igualmente importante, hago ejercicio 6 días a la semana durante 60-120 minutos. Hago ejercicio en un centro de fitness para mujeres y apenas llevo dos años allí. Nunca me imaginé que pudiera hacer ejercicio en un centro de recreo, pero como eran todas mujeres, me sentí cada vez más a gusto.

Estas mujeres eran muy parecidas a mí y tenían objetivos similares a los míos. Hago una mezcla de entrenamiento de fuerza y ejercicios de estimulación del corazón a través de un circuito, con 30 minutos a una hora en una pista curva, y de igual manera camino 30 minutos a una hora al aire libre constantemente. En cualquier caso, en general, tendría que afirmar que necesitaba cambiar la forma en que contemplaba ponerse en forma, hacer ejercicio y comer bien. No se trata de la apariencia, sino de mi salud. Necesito estar sana por mis hijos y mi marido, y necesito enseñarles esas cualidades a mis hijos para que sigan con un estilo de vida saludable."

¿Qué fue lo más difícil de perder peso?

"*Superar mi miedo a hacer ejercicio, sobre todo cuando estoy rodeado de otras personas, y aprender qué comer, cuándo comer y la cantidad que hay que comer. Parece sencillo, pero es un viaje. Un viaje que debes estar preparado para emprender. Requiere devoción y responsabilidad. Soy una gran comedora apasionada y necesitaba realmente escarbar en algún lugar dentro de mí y darle sentido a lo que inició este patrón de comer apasionadamente y por qué seguí con ello. Cuando empecé a gestionar lo que estaba ocurriendo en mi interior fue más sencillo controlarlo y perder peso."*

¿Hasta qué punto tardaste en empezar a obtener (ver) resultados?

"*Empecé a obtener resultados en los dos primeros meses. El primer mes empecé a registrar todo lo que me metía en la boca en el Diario de Ayuno Intermitente que me disté y lo practicaba durante 30 minutos al día, 6 días a la semana. Perdí 5 libras y más de 9 pulgadas."*

¿Hasta qué punto le costó llegar a su peso actual?

"He tardado *unos dos años en llegar al peso que tengo ahora. Acepto con rotundidad que más despacio es mejor. Perderlo gradualmente implica que estás haciendo los cambios correctos en tu vida. No he tomado ninguna pastilla para adelgazar, ni inyecciones únicas, ni nada. Lo he hecho de la manera ordinaria al 100%. Lo he hecho mediante el ayuno intermitente, cambiando mis patrones dietéticos y haciendo ejercicio."*

¿Hasta qué punto ha mantenido la reducción de peso y cómo lo hace?

"*En realidad sigo perdiendo peso en este momento. Sigo registrando lo que como, ya que eso me anima a ser honesta. Creo que esto es el resultado del factor responsabilidad. Además, sigo haciendo ejercicio durante 6 días a la semana. Me dedico mucho a hacer ejercicio. Sé que mi cuerpo lo necesita, sé que mi corazón lo necesita y sé que mi mente lo necesita. El ejercicio es un subidón para mí y me hace sentir muy bien de la cabeza a los pies."*

¿Cómo ha cambiado tu vida desde que has perdido peso?

"Mi vida ha cambiado eran medida. Estoy empezando a ser yo de nuevo. Antes era una persona abierta, burbujeante, divertida y simpática. En el momento en que engordé, me retiré a mi casa y ese era el lugar en el que necesitaba quedarme. Estaba desanimada, lloraba y me sentía muy miserable constantemente. Ahora, ¡me siento increíble! Me río más, salgo más a la calle, hago más cosas con mi familia y vuelvo a sentirme muy bien con la gente. Me siento como antes, y no cambiaría nada por ello. No necesito en absoluto volver a esa persona trágica que solía ser."

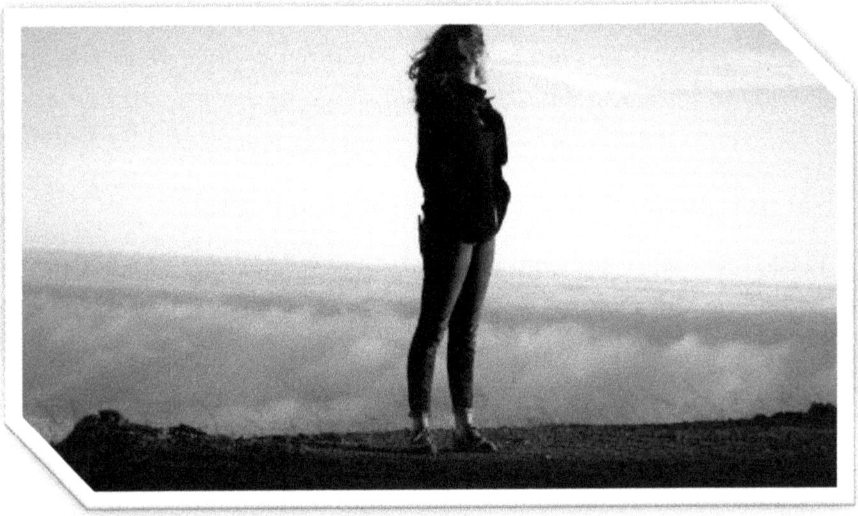

¿De qué manera ayudará esta guía a los lectores a alcanzar sus objetivos de pérdida de peso?

"Este libro asistirá y ayudará a todos a aprender más sobre la pérdida de peso, la nutrición y proporcionará muchos consejos de fitness. Es una inspiración increíble para el viaje de todos! Creo que la información es poder, cuanto más sabes, más aprendes y más feliz eres. Y la gente definitivamente amará la información que obtenga de este manuscrito!"

CAPÍTULO UNO:

QUÉ ES EL AYUNO

El ayuno intermitente (AI) se refiere a los diseños dietéticos que incluyen no comer o limitar seriamente las calorías durante un período de tiempo prolongado. Hay una amplia gama de subgrupos de ayuno intermitente, cada uno con un rango particular en la duración del ayuno; algunos por un tiempo considerable, otros por el día(s). Esto se ha convertido en un tema increíblemente conocido en la red científica debido a todas las ventajas potenciales de bienestar y salud que se están encontrando.

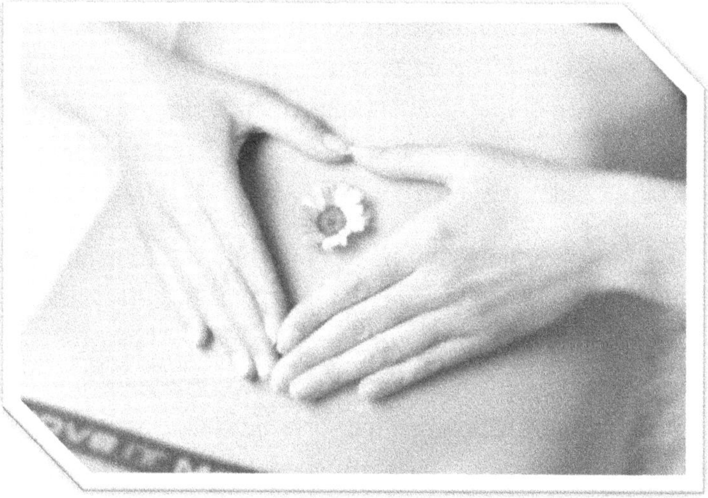

¿Qué es el ayuno intermitente?

El ayuno o los tiempos de restricción intencional de los alimentos ha sido perforado en todo el mundo durante mucho tiempo, pero el ayuno intermitente con el objetivo de mejorar la salud es moderadamente nuevo. El ayuno intermitente incluye el confinamiento de la admisión de alimentos durante un marco de tiempo establecido y excluye cualquier progresión a los alimentos reales que está comiendo, a partir de ahora, las convenciones más ampliamente reconocidas IF son un día a día 16 horas de ayuno y el ayuno durante un día entero, un par de días de la semana.

El ayuno intermitente podría considerarse como un diseño alimentario característico que las personas se ven impulsadas a seguir y que se remonta a nuestros ancestros rastreadores del Paleolítico. El modelo actual de un programa organizado de ayuno intermitente podría ayudar a mejorar numerosas partes de la salud, desde la síntesis corporal hasta la duración de la vida y el envejecimiento. A pesar del hecho de que IF entra en conflicto con las normas de nuestra forma de vida y el horario básico del día a día, la ciencia podría estar destacando menos comida y más tiempo de ayuno como la opción ideal en contraste con el modelo regular de desayuno, almuerzo y cena.

El ayuno intermitente es un método que, siempre que se utilice adecuadamente, puede mejorar enormemente su salud y aumentar su pérdida de peso. "*Ayuno*" es un término que se utiliza para describir un periodo de tiempo en el que se abandona la alimentación, como es normal en algunas prácticas estrictas. La expresión "*intermitente*" alude al rango de tiempos para comer y ayunar.

A lo largo de estas líneas, el ayuno intermitente es esencialmente un entrenamiento que incluye comer dentro de un tiempo específico y el ayuno en el tiempo anterior y luego después. Nosotros en general hacemos esto todos los días ya que no estamos comiendo cuando estamos durmiendo, sin embargo, la gran mayoría de nosotros no "ayunan" por largos períodos de tiempo para obtener las ventajas de la misma. Permítanme aclarar cómo puede ajustar su método para comer para que pueda arrojar libras muy eficazmente sin cambiar los tipos de alimentos que come o la cantidad de calorías que consume.

Para aprovechar las ventajas del ayuno intermitente, hay que ayunar, en todo caso, durante 16 horas. A las 16 horas o más, una parte de las asombrosas ventajas del ayuno intermitente entra en acción. Un método sencillo para hacerlo es saltarse el desayuno cada mañana. Esto es, en realidad, excepcionalmente sólido, sin embargo, muchas personas tratarán de revelar a usted en general. Al saltarse el desayuno, usted está permitiendo que su cuerpo entre en una escasez de calorías, lo que ampliará extraordinariamente la cantidad de grasa que puede consumir y el peso que puede perder. Dado que su cuerpo no está involucrado con el procesamiento de los alimentos que comió, tiene la oportunidad de concentrarse en el consumo de sus reservas de grasa para la energía y, además, para la purificación y desintoxicación de su cuerpo.

Si crees que es difícil saltarse el desayuno, puedes saltarte la cena, aunque a mí me parece bastante más difícil. Realmente no hay diferencia, pero el objetivo es ampliar el tiempo que pasas en ayunas y disminuir el tiempo que pasas comiendo. Digamos que cenas a las 6 de la tarde y no comes hasta las 10 de la mañana siguiente: ¡has ayunado durante 16 horas! Más tiempo es mejor, sin embargo, puedes ver algunos cambios bastante intensos con un ayuno diario de 16 horas.

Hay numerosos enfoques para el ayuno, y, significativamente, usted elige lo que es más apropiado para su forma de vida para que pueda permanecer con él y hacer que sea una propensión de por vida. Arriba, he hablado de un ayuno diario, sin embargo, también puede hacer semana tras semana, mes a mes o ayunos anuales. Cada uno de ellos tiene numerosas ventajas extraordinarias, y le insto a que los experimente por sí mismo.

Aquí hay dos mitos normales que se relacionan con el ayuno intermitente

Mito 1 - Hay que comer 3 veces al día: Esta "regla", que es normal en la cultura occidental, no dependía de la prueba para mejorar la salud, sin embargo, fue recibido como el ejemplo básico para los pioneros y en el largo plazo se convirtió en la norma. No exclusivamente hay una ausencia de base lógica en el modelo de 3 comidas al día, los estudios en curso podrían estar demostrando no tanto las comidas, sino más bien el ayuno para ser ideal para la salud humana.

Una investigación indicó que una comida al día con una cantidad similar de calorías diarias es mejor para la reducción de peso y la formación del cuerpo que 3 comidas cada día. Este descubrimiento es una idea esencial que se extrapola al ayuno intermitente y aquellos que deciden hacer se pueden pensar que es mejor sólo comer 1-2 comidas cada día.

Mito 2 - Es necesario desayunar, es la comida más importante del día: Se han hecho muchos casos falsos sobre la necesidad absoluta de un desayuno diario. Los casos más conocidos son "el desayuno favorece la digestión" y "el desayuno reduce la ingesta de alimentos más tarde en el día". "Estos casos han sido refutados y considerados durante un período de varias semanas con resultados que indican que saltarse el desayuno no reduce la digestión y no aumenta el consumo de alimentos en el almuerzo y la cena. Todavía es posible realizar el ayuno intermitente sin dejar de desayunar, pero algunas personas piensan que es más sencillo desayunar tarde o saltárselo en general y que este mito habitual no debería interrumpir el flujo general.

Pregunta normal sobre el ayuno intermitente:

¿Hay algún alimento o bebida que no pueda comer durante el ayuno intermitente? Excepto si está haciendo el régimen alimenticio de ayuno alterado 5:2 (mencionado anteriormente), trate de no comer ni beber nada que contenga calorías. El agua, el café expreso oscuro y cualquier alimento/bebida que no contenga calorías están bien para consumir durante el período de ayuno. A decir verdad, la admisión satisfactoria de agua es básica durante la FI y algunos dicen que beber café negro durante el ayuno permite reducir el hambre.

Las ventajas

Las ventajas del ayuno intermitente son inmensas. El ayuno recibe críticas negativas; sin embargo, hay una ciencia genuina detrás del método de ayuno, específicamente, el ayuno intermitente. Mucha gente se imagina que alguien que ayuna tiene un problema dietético, pero nada podría estar más lejos de la realidad.

En la actualidad, en la sociedad actual, comemos sustancialmente demasiado y lo hacemos una y otra vez. Nuestros cuerpos son mecanismos precisos que, cuando se les permite funcionar adecuadamente, nos mantendrán mucho más allá de nuestra mente creativa. El problema radica en que realmente, durante muchos años, fuimos una especie con pocos bienes alimenticios, y trabajábamos mucho y duro cada día por la cantidad que obteníamos. Hoy en día, tenemos mucha comida, la mayor parte de ella extremadamente saciante, y formas de vida estacionarias. Esto contribuye tanto a la obesidad como a las infecciones.

El ayuno intermitente puede acabar con numerosos problemas causados por la indulgencia y la holgazanería durante el día en lugar de salir a cazar y recolectar. La verdad es que no hemos avanzado lo suficiente como para tener la opción de lidiar con cada una de las calorías que ingerimos de forma constante, y nuestros cuerpos todavía funcionan como si fuéramos cazadores y recolectores. No fue hasta el siglo XX que mucha gente dispuso de alimentos, por lo que 100 años no se acercan, según los estándares de nadie, a una oportunidad suficiente para cambiar el funcionamiento de nuestro cuerpo.

La hipertensión, el colesterol elevado y el peso son, en conjunto, problemas que pueden beneficiarse de la intervención externa con el ayuno intermitente. Un plan de ayuno especialmente exitoso es el conocido como Fast 5. Este plan espera que usted ayune durante 19 horas cadadía y coma durante 5 horas seguidas. No es de extrañar que usted coma cuando ayuna intermitentemente. Comer es básico para la salud, pero comer unas pocas veces al día durante un breve periodo es más normal para nuestro cuerpo que atiborrarlo durante 12 de las 24 horas del día. Además, hasta el siglo XX, mucha gente se limitaba a comer una vez al día durante un gran número de años.

Los analistas alertan de que se han realizado un par de estudios en solitario sobre personas que realizan ayunos intermitentes. Los impactos de la actividad y la recurrencia de las comidas en la formación del cuerpo son fascinantes, pero en gran medida una zona inexplorada de la investigación. En cualquier caso, hay algunos resultados positivos. Hace apenas un mes, la revista *Proceedings of the National Academy of Sciences* difundió un estudio que demostraba que reducir las calorías un 30% al día ampliaba la capacidad de memoria de los ancianos. En 2007, la revista *Free Radical Biology and Medicine* distribuyó un estudio que indicaba que los pacientes con asma que ayunaban tenían menos manifestaciones, una mejor respiración y una disminución de los marcadores de inflamación en la sangre que los individuos que no ayunaban.

¿Por qué es bueno para perder peso?

Los estudios demuestran que las personas que practican el ayuno intermitente pueden esperar perder hasta un 7% del perímetro del abdomen, lo que demuestra una enorme pérdida de la grasa estomacal insegura que se desarrolla alrededor de los órganos internos y causa enfermedades. Además, el ayuno puede disminuir la resistencia a la insulina, reduciendo la glucosa en un 3-6% y los niveles de insulina en un 20-31%. Disminuye el colesterol "malo" LDL, los triglicéridos en sangre y la glucosa.

Para aquellos de ustedes que no han conocido el ayuno intermitente, es la metodología de simplemente tener agua y no comer por un tiempo de alrededor de 24 horas. Para la pérdida de grasa con éxito, esto debe realizarse 2-3 veces cada semana. Aunque esto puede parecer un trabajo duro cuando se organiza con precisión como se avanza en *Eat-Stop-Eat,* es un enfoque básico y simple para disminuir las calorías, mientras que todavía mantiene un plan de ejercicio completo. Para desglosar esto aún más debemos ver las razones fundamentales por las que creo que el ayuno intermitente es un arreglo increíble para cualquier persona que necesita una rápida reducción de peso sólido.

Como se explica, estos ayunos se completan generalmente 2 días por semana por lo que como resultado, usted está reduciendo sólo alrededor de 2 largos períodos enteros de la ingesta de calorías cada semana. Esto por sí mismo promoverá la reducción de peso sólido rápido, ya que probablemente somos conscientes de la premisa de todas las técnicas de reducción de peso eficaz: devorar menos calorías de las que quema. Sea como fuere, si además haces ejercicio en estos días de ayuno, en ese momento aumentas significativamente la cantidad de grasa consumida en esos días y, en consecuencia, aceleras el ritmo con el que te pones en forma. Al hacer ejercicio mientras haces estos ayunos, estás abordando el problema en dos frentes y no le das a tu cuerpo la opción de consumir grasa.

Los niveles de energía son constantes:

Una gran cantidad de dietas bajas en calorías y los enfoques de tipo de ayuno más largo puede ser excepcionalmente agotador en sus niveles de energía y no dejar un montón de energía para que usted pueda seguir trabajando a un buen nivel. De todos modos, con el ayuno intermitente se ha demostrado lo contrario. Regularmente tienes energía adicional y una digestión más rápida debido a la adrenalina y las hormonas que se descargan cuando se ayuna durante breves períodos. Esto no sólo le permite seguir entrenando a un nivel moderado o extremo, sino que, además, provoca un fenomenal estado de consumo de grasa. A nivel individual, he visto que los días que ayuno son los más estimulantes y lucrativos de mi semana.

Beneficios mentales y para la salud

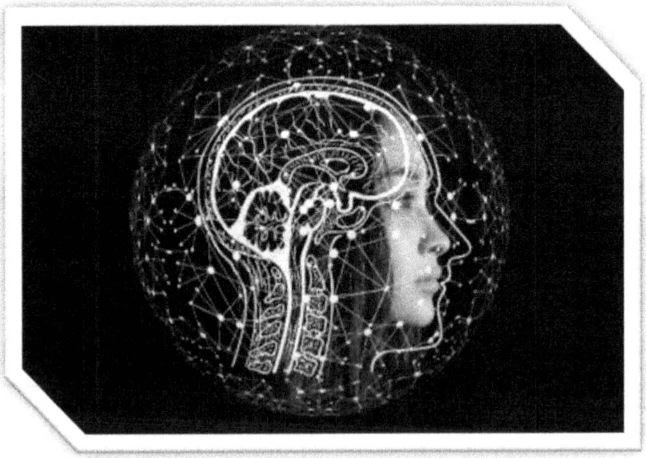

Aparte de la ventaja de reducir rápidamente los niveles de músculo frente a los de grasa, también hay otras razones más sutiles, pero significativas, por las que el ayuno intermitente es un camino de salud a largo plazo y una mala suerte para la grasa. Desde el punto de vista de la salud, hay una purificación de su cuerpo que sucede con cualquier ayuno, ya que su cuerpo se aclimata a menos alimentos que se colocan en él.

También, una que he visto como extraordinariamente útil son las ventajas mentales. Esto se identifica con la supervisión de la comida, los antojos y el control de todos los pequeños desencadenantes que impulsaban una tonelada de mi alimentación. Ver esto claramente y mejorar el control implica que puedes romper el ciclo y empezar a traer patrones dietéticos cada vez más positivos a tu vida. Esto es significativo para lidiar con su peso y salud para el momento presente, así como para un resto increíble.

La mayor pérdida de grasa:

La motivación fundamental detrás de por qué usted debe hacerlo es que el ayuno intermitente consume las grasas más extremas. Simplemente imagínese, si usted ayuna sólo por dos días cada semana, usted está cortando un completo dos días de calorías s de su utilización semana tras semana! Además, esto, unido a su ejercicio diario, puede dar magníficos resultados y usted se deshará de la grasa extra.

Mantiene la carga de ejercicio bastante bien:

La segunda explicación detrás del ayuno es que te permite mantener una carga de ejercicio de moderada a extraordinaria sin perder tu energía y digestión, la gran mayoría de las personas se imaginan que el ayuno canaliza tu energía y digestión, sin embargo eso no es válido. Si usted ayuna en su rutina de alimentación normal, obtendrá más energía y una mejor capacidad para quemar calorías.

Sus aspectos beneficiosos:

La tercera motivación detrás de por qué el ayuno es una práctica decente para recordar para su plan de ejercicio es sus valiosas perspectivas que le dan increíbles ventajas.

En el momento en el que haces cualquier tipo de ayuno, tu cuerpo cambia con él utilizando el músculo frente a la grasa.

También tiene algunas ventajas mentales, como el hecho de sentir que no eres un prisionero de la comida.

El ayuno intermitente es el enfoque más ideal para cambiar sus ayuno intermitente de conseguir la quema de grasa más extrema mediante la aplicación de una tarea restante completa a la mano.

Epidemia de obesidad

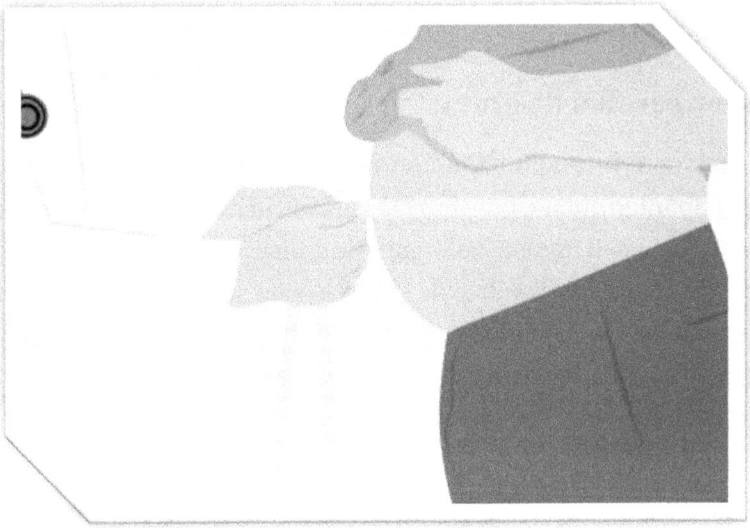

Tal y como indican una gran variedad de investigaciones, el residente normal en Estados Unidos está engordando. Desde la década de 1960, la tasa de obesidad de los estadounidenses se ha cuadruplicado. Actualmente se evalúa que al menos el 25% de los adultos estadounidenses están gordos, y alrededor del 18% de los niños estadounidenses están gordos. Para saber cómo podemos empezar a resolver esta pandemia de peso, siga leyendo este capítulo. A lo largo del artículo, examinaremos por qué es esencial dar la vuelta a los impactos de la obesidad, así como la forma en que podemos abordar la solución de esta pandemia con una dieta sana, de alimentos integrales.

¿Qué tal si empezamos por examinar por qué es significativo que intentemos explicar la epidemia de obesidad? Como la gran mayoría sabe, la obesidad puede provocar una amplia gama de confusiones genuinas de salud. Según las preguntas, los individuos obesos tienen un peligro fundamentalmente mayor de desarrollar enfermedades coronarias, diabetes, cánceres malignos, problemas de huesos y articulaciones, y numerosas otras condiciones de salud reales. Por lo tanto, es fundamental que empecemos a concentrarnos en reducir la cantidad de obesidad en la población, para que podamos reducir nuestros problemas y gastos médicos.

La comprensión de la amenaza de la obesidad comienza con el apoyo de las buenas tendencias de la dieta. Aunque comer bien puede ser de vez en cuando costoso, las liquidaciones están definitivamente justificadas a pesar del gasto. Deberíamos investigar cómo comer bien puede afectar a nuestro peso y a nuestra salud.

Las patatas fritas, la pizza y las salchichas pueden ser deliciosas, pero no le ayudarán a perder peso. Si usted necesita para ponerse en forma, es necesario adherirse a un régimen de alimentación que incorpora una amplia gama de productos orgánicos, verduras y granos enteros. Cada uno de estos alimentos proporcionará a su cuerpo con los minerales cruciales y los suplementos que necesita para prosperar, sin dañar con la grasa, el sodio y las calorías que hacen que nuestros cuerpos para poner en el peso.

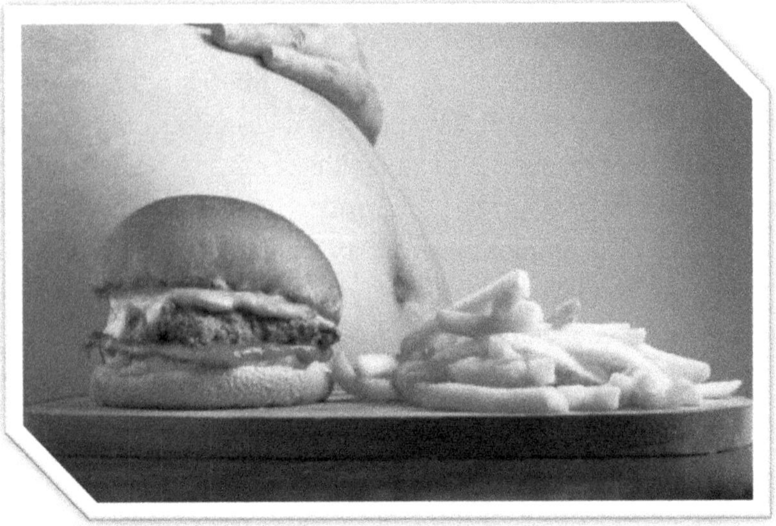

Según las investigaciones, los productos de la tierra asumen un papel importante durante el tiempo dedicado a la reducción de peso y el peso en el tablero. No sólo los alimentos cultivados de la tierra le dan minerales, suplementos y nutrientes, pero también son bajos en calorías, lo que nos permite comer enormes cantidades sin aumentar de peso.

Los productos de la tierra, en cualquier caso, no son los únicos alimentos que pueden ayudar en las medidas de reducción de peso. Los cereales integrales son también importantes para la pérdida de peso. Los alimentos integrales contienen una gran cantidad de fibra, un factor que mantendrá su cuerpo sintiéndose lleno por más tiempo, lo que le permite comer menos y a lo largo de estas líneas consumir menos calorías.

Como debería ser obvio, una sólida rutina de alimentación es el tipo de cobertura médica menos costosa que se puede adquirir. Desarrollar una dieta inteligente y un régimen alimenticio cargado de productos orgánicos, verduras y granos enteros es el paso inicial para entender la epidemia de obesidad. Para estudiar cómo una dieta de alimentos integrales puede ayudarle a combatir el aumento de peso, siga buscando en la web. Hay numerosos activos por ahí que pueden proporcionarle los datos de fondo y buenos planes de dieta que pueden ayudarle en sus propios objetivos de reducción de peso.

Ventajas y desventajas del ayuno intermitente

Avanzar en la salud y la pérdida de peso

Los resultados de algunos estudios en humanos han descubierto que el ayuno intermitente en días alternos y en días enteros se ha asociado con una notable disminución del peso corporal, de la relación músculo-grasa y de la periferia del abdomen, tanto a corto como a largo plazo, sin embargo, también se ha observado en algunos casos de ayuno intermitente limitado en el tiempo.

BRAVO al aumento del funcionamiento del cerebro!

Esta es una de las ventajas habituales del ayuno intermitente. Los estudios han investigado los impactos innovadores de esta rutina de alimentación confinada en el tiempo en la ejecución subjetiva (por ejemplo, la memoria). Si se ha visto como ventajoso en particular para los competidores si están haciendo ejercicio o muy quieto (aquí, aquí). Un estudio deliberado de 2017 encontró que la reducción de peso cuando todo está dicho en hecho se relaciona con mejoras en la capacidad intelectual.

¿Sin limitación de calorías y sin ajuste de la dieta?

Es difícil de creer, ¡pero es cierto! Incluso ahora puede comer un número similar de calorías día a día y no necesita eliminar o cambiar los alimentos reales que come. En cualquier caso, confiamos en que produzca resultados mucho mejores para su salud con alimentos integrales , y regímenes alimenticios bien ajustados de cada uno de los 4 grupos de alimentos.

Es sencillo

Este diseño de alimentación se ejecuta con eficacia y para los individuos que les gusta la práctica diaria, tiende a adherirse decentemente con eficacia. Para ciertas personas, podría ser cualquier cosa menos difícil de unirse a su práctica diaria actual. Por ejemplo, ¿sabía usted que el tipo de ayuno intermitente normal de "mantenimiento limitado en el tiempo" es regularmente ensayado inadvertidamente por los individuos que se saltan el desayuno y no cenan temprano todos los días?

Mayores cantidades en menos tiempo

A algunas personas les puede gustar mucho esta parte ya que encuentras buena comida rápida inmediatamente. Esto te dejará más lleno y satisfecho. Por así decirlo, el ayuno intermitente puede realmente mantenerte alejado de los atracones de comida.

Las desventajas:

Obstrucción con la parte SOCIAL de Comer

Comer es especialmente una acción social. En el momento en que lo consideras, todos nuestros festivales, logros y eventos extraordinarios giran en torno a la comida. Este nuevo estilo de comer es totalmente distinto a los ejemplos de alimentación diaria de la mayoría de la gente. Esto es un resultado directo de la asignación de tiempo abreviado que tiene para comer. Es muy posible que le resulte difícil en las fiestas en las que todos los demás están comiendo y bebiendo, lo que le hace apartarse a tientas del grupo.

Además, es posible que deje de lado esas comidas sentimentales nocturnas, las cenas familiares caseras, las comidas de cumpleaños, las reuniones para almorzar con su jefe y sus socios, y tal vez ofrecer una comida a su pareja e hijos. No todo son buenos momentos.

Estar cansado, con poca energía e improductivo

En una encuesta eficiente de 2016, un par de investigadores descubrieron que algunos miembros del ayuno intermitente experimentaban pequeñas enfermedades físicas desfavorables, como sensación de frío, cansancio, migrañas, ausencia de energía, mal humor y ausencia de concentración. Es probable que no sintamos que tenemos la energía o la inspiración para ser enérgicos y hacer las cosas que realmente nos gustan!

Devorando = ¡Bingando!

Algunas personas pueden tomar los periodos de "*devoración*" como una oportunidad para comer un mayor número de calorías de las que realmente necesitan. En el momento en que se está hambriento, o se prevé un tiempo de ayuno próximo, tiende a ser tentador enloquecer a la vista principal de la comida. Si el componente de ayuno en el ayuno intermitente era para hacer un tipo de escasez de calorías, es realmente concebible que el marco de tiempo de comer efectivamente lo arregla. Asimismo, debemos recordar que los alimentos que decidimos comer pueden afectar significativamente a nuestra salud. Este procedimiento de atiborrarse en la rutina alimenticia me ayuda a recordar la dieta It Fits Your Macros. Este régimen alimenticio se centra principalmente en la cantidad de calorías y no en el tipo de calorías. Mira mi diatriba sobre la dieta IFYM aquí.

Problemas de asimilación

¿No hay diferencia en los resultados de la restricción calórica?

Otros exámenes no han descubierto ninguna diferencia colosal entre la limitación constante de calorías y el ayuno. Un gran número de los estudios en curso no han descubierto que un procedimiento es superior a la siguiente, y por el final del día, ambos producen la reducción de peso momentánea. Además, es difícil analizar estos procedimientos en vista de las distintas técnicas de examen y el período de estudio. Claramente necesitamos más investigación, investigaciones a más largo plazo y un tamaño de ejemplo más grande con una reunión progresiva de otros miembros.

Impacto indistinto en el corazón

Para los marcadores cardiovasculares, por ejemplo, el colesterol general, se observaron además algunos resultados mixtos en el ayuno intermitente de días alternos, en los que tanto el LDL (colesterol malo) como el HDL (colesterol bueno) aumentaron, mientras que los niveles de triglicéridos disminuyeron. Sea como fuere, otras investigaciones muestran que el colesterol global y el LDL disminuyeron (aquí, aquí) o el HDL continuó como antes. En un estudio con animales, el ayuno de días alternos redujo los niveles generales de colesterol y triglicéridos. Obviamente, necesitamos más pruebas en humanos sobre el ayuno intermitente.

Ganancia de peso potencial!

FIGURE 1. 95% Confidence Intervals for Weight Change After 10 Weeks on Standard Drug Doses, Estimated From a Random Effects Model

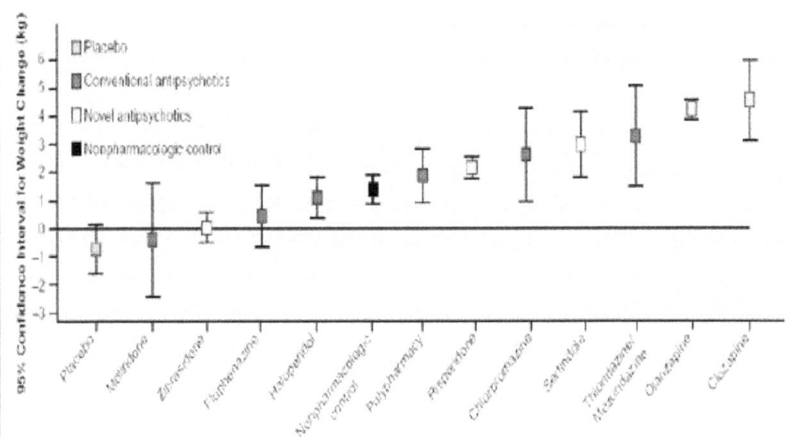

Según las investigaciones sobre los efectos del ayuno intermitente en *el metabolismo,* disminuye la dependencia de los hidratos de carbono como fuente de combustible, ya que en su lugar se utilizan principalmente grasas insaturadas. Tal y como indican las investigaciones sobre el ayuno momentáneo, las convenciones del ayuno intermitente pueden hacer que la fijación de la glucosa disminuya (reducción de la oxidación de la glucosa) y que la lipólisis (oxidación de las grasas insaturadas) aumente esencialmente durante las 24 horas iniciales. De esta manera, el ayuno intermitente puede ser útil, ya que adelanta la descomposición de la quema de grasa.

¿Por qué razón una mujer de más de 50 años debe seguir un

regimiento de ayuno intermitente?

Se acabó el estrés por la comida a lo largo del día - Hice las 6 comidas al día, cocinando todo el fin de semana, juntando las cenas para llevarlas conmigo …y entonces me pregunté, ¿es esta una forma de vivir? Eso y que no era práctico o algo que haría o apreciaría por un resto alucinante, debe haber un método mejor para estar saludable.

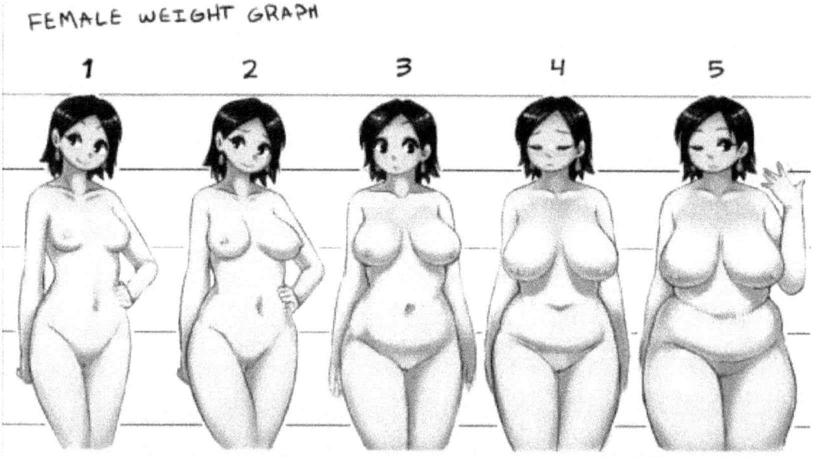

Puedo apreciar la comida cuando salgo con compañeros cuando me acuesto - Así que salgo y me tomo unas alitas y una cerveza los fines de semana, generalmente, nunca como azúcar, como muchas verduras y carne y sólo bebo agua, así que las salidas nocturnas poco frecuentes no destruyen mi "figura" ninguna manera.

Es menos costoso - Incluso a pesar de que todo lo que como es mucho, como menos en general. Eso y que mucha gente no suele cocinar en casa, así que va a comprar sus comidas. A pesar de todo lo que como 3 veces al día, no está ligado a matarme de hambre. Sea como fuere, adicionalmente requiero menos calorías cuando se, por lo que hay menos libras de carne para comprar. En definitiva ¡ahorro dinero!

No se necesitan barras o batidos - De nuevo, ahorro dinero. Cada uno de los individuos por ahí empujando a comer 6x un día son probablemente las personas que, o bien vender cenas pre-envasados, bares o batidos (nunca se dio cuenta de que?). Trata de no malinterpretarme, comer 6 veces al día puede funcionar en la reducción de peso a la luz del hecho de que el día a día toda la ingesta de calorías es todavía baja! No hay un poco de margen metabólico para comer 6x frente a 3x por día. Coma alimentos integrales 3x por día y hágalos saludables y usted también perderá libras! Además, cada una de esas barritas está llena de azúcar, así que ¿cómo ayuda eso a la resistencia a la insulina?

Aumento de la lucidez y fijación mental - ¡Esto es lo que noto a lo largo del día! Es sorprendente que ahora sólo un pequeño Americano por la mañana (2 chupitos de expreso en agua caliente, menos cafeína que el expreso) me sirva para todo el día. La explicación de que la gente que desayuna o almuerza mucho se quede dormida horas después es que la digestión requiere una gran cantidad de energía.

Puedo ganar músculo y perder grasa con menos calorías - De nuevo volviendo a la vida de la RC aquí y allá, cuanto menos comas más vivirás. Actualmente, a pesar de todo, necesito mantener mi músculo o ganar un poco más de vez en cuando. Así que, actualmente he descubierto que puedo hacer esto en se mientras requiero mucho menos calorías que antes. Nada es tan repugnante como ingerir 5000 calorías cada día y sentirse perezoso y cansado para conseguir músculos más grandes. No es así como necesito seguir con mi vida.

Se siente bien - De vuelta en mis largos tramos de comer durante todo el día me sentía cansado mucho, tenía dolor en las articulaciones en expansión, pensó que era más difícil recuperarse de los partidos de hockey sobre hielo, tenía más largos períodos de desesperación, y parecía y se sentía más gordo. Después de unos años de jugar con la IF, actualmente me siento 1000 veces mejor, nunca más he tenido dolor de rodilla, puedo recuperarme más rápido del hockey, he perdido kilos, tengo más lucidez, aprecio más…más saludable a los 36 años que a los 30. Me parece normal dar a mi cuerpo un descanso de la comida para que se ocupe de sí mismo, ya que no acepto que estemos destinados a vivir nuestra vida simplemente en torno a la comida.

La insulina: el camino para abrir tus almacenes de grasa

En relación con los problemas de grasa, la hormona clave para la reducción de peso es la insulina. Cuanto menos de él tiene, la grasa más notable que va a quemar. En el momento en que sus niveles de insulina son altos, la grasa en su cuerpo no será consumido como combustible, que es certificadamente no un resultado positivo.

La insulina es hasta cierto punto como la gestión del tráfico para su sistema digestivo. Los niveles de insulina mantienen las hormonas, por ejemplo, HSL y LPL. HSL es la hormona que extrae la grasa de tus células grasas con el objetivo de que sea quemada. Sila insulina está en un nivel elevado, HSL no tiene acción. La LPL se parece a la fiesta de bienvenida de tus células grasas. Hace que la grasa nueva se conozca adecuadamente. La LPL está en un nivel más significativo cuando la insulina está en un nivel elevado. La insulina es la que tiene más movimiento con respecto a los carbohidratos refinados y los productos naturales. Cambia tu panecillo del principio del día por dos huevos con cheddar y espinacas y acelerará tu proceso de reducción de peso.

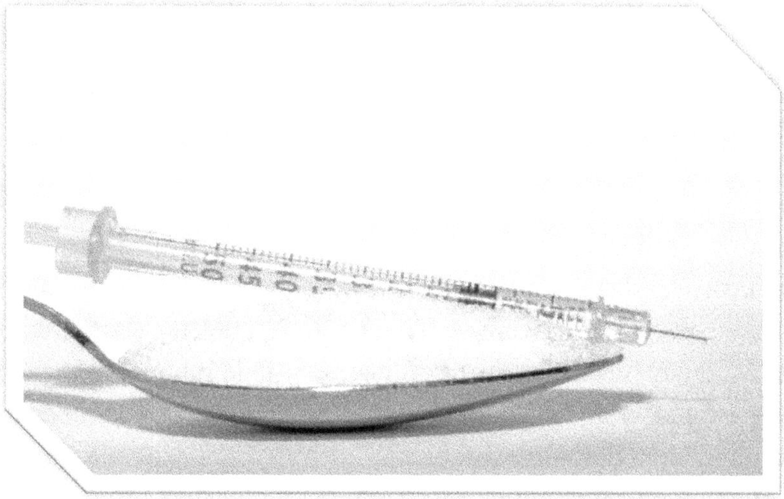

Algo que vale la pena agradecer sobre los planes de alimentación bajos en carbohidratos refinados es que puedes comer la copia misma cantidad de calorías y seguir eliminando grasa. Esto implica que puedes hacer una pequeña investigación para demostrarlo. Utilice los detalles de dos tuercas de la comida de la salud con un peso, un sexo, y un nivel similares de la actividad y ponga a estos individuos en los planes que comen de 2.000 calorías. Coloque a uno en una dieta baja en carbohidratos y al otro en una rutina de alimentación baja en grasas. En el punto cuando el ensayo es terminado, usted encontrará que el individuo en la dieta baja del carbs habrá perdido setenta y cinco a ciento por ciento más peso.

Este es el principal problema de un plan de alimentación cargado de azúcares aburridos y refinados. Fundamentalmente, los carbohidratos tienen sólo dos lugares para ir y esto es en sus músculos / hígado como la acumulación de carbohidratos o en sus células de grasa. Antes de que vayan a las células grasas, deben ser transformados en grasa. Los músculos y el hígado no tienen mucho espacio para almacenar azúcares. Sin embargo, los azúcares son la energía que tienes para realizar una gran parte de tus ejercicios diarios. De esta manera, cuando comienzas tu día sentado en tu mesa, en el atasco de la hora punta, y en tu asiento del área de trabajo, no estás utilizando mucho tu reserva de glucógeno. Sus músculos y su hígado están en este momento completamente llenos.

Instrucciones paso a paso para mejorar los niveles de grelina

La grelina es una hormona que le hace sentir hambre, sin embargo, las pruebas han indicado que esta hormona afecta a su cuerpo. Un nivel elevado de grelina mejora la composición ósea, frena la descarga de insulina, mejora las tasas de resistencia después de un fallo coronario, previene el deterioro muscular, e incluso puede prevenir el progreso de la enfermedad y la metástasis. En caso de que usted está buscando métodos para desarrollar la grelina para una preocupación de salud en particular, hay algunas metodologías que puede intentar . Por ejemplo, ajustar su rutina de alimentación y tomar suplementos. En cualquier caso, recuerde que estos procedimientos probablemente no funcionarán para todos. Trabaje con su médico de atención primaria para tratar cualquier condición fundamental y asegúrese de que esta es una alternativa protegida para usted.

Seguir un régimen alimenticio bajo en grasas. Comer menos grasa puede aumentar la expansión de la grelina. Esto puede ser debido a la saciedad que da la grasa. Una rutina alimenticia con alto contenido de grasa disminuye la grelina. Al comer menos grasa, la hormona podría aumentar. Algunas alternativas bajas en grasa que puede recordar para su régimen alimenticio son:

- Cheddar, leche y yogur bajos en grasa
- Proteínas magras, por ejemplo, pechuga de pollo sin piel, pavo molido, claras de huevo y judías
- Versiones más bajas en grasa de los alimentos que suele comer, por ejemplo, patatas fritas preparadas, galletas bajas en grasa y pan light

Come el doble de alimentos ricos en fibra para aumentar la grelina en caso de que seas una mujer posmenopáusica con sobrepeso u obesidad. Consumir más fibra puede aumentar la grelina entre las comidas. Coma muchos productos orgánicos, verduras, frijoles y granos enteros para garantizar que está recibiendo suficiente fibra. Asimismo, puede tomar un suplemento de fibra diario para avanzar en la expansión de la grelina.

Intente consumir 25 gramos de fibra al día. En caso de que no esté comiendo casi nada de fibra en la actualidad, aumente esta suma durante medio mes, por ejemplo, añadiendo 1 o 2 porciones de alimentos ricos en fibra en su régimen de alimentación todos los días.

Utilizar mejoras de aceite de pescado para adelantar los impactos mitigadores de la grelina. Las grasas insaturadas omega-3 aumentan los niveles de grelina. Esto puede tener algo que ver con las propiedades calmantes de los omega-3, ya que la grelina tiene además propiedades mitigadoras. Seleccione suplementos de aceite de pescado o diríjase a su médico de cabecera para que le haga una propuesta.

También puede obtener omega-3 de fuentes dietéticas, por ejemplo, consumiendo salmón, caballa y nueces.

Haz que verifiquen tus niveles de grelina para ver si son bajos. En caso de que te preocupen tus niveles de grelina, trabaja con tu proveedor de servicios médicos para que los comprueben y desarrollen un plan para mejorarlos. Su médico de atención primaria puede realizar un análisis de sangre para comprobar sus niveles de grelina.

- Mantenga como prioridad principal que su médico de atención primaria puede igualmente necesitar comprobar otras razones potenciales para su problema . Por ejemplo, en caso de que esté intentando adelgazar, su médico de cabecera puede igualmente comprobar su tiroides.
- Los niveles de grelina cambian y son generalmente más altos alrededor de la noche y más bajos durante el día.
- Es posible que los proveedores de servicios de salud occidentales no comprueben los niveles de grelina, ya que no hay medicamentos ni suplementos clínicos disponibles.

Reciba tratamiento para las enfermedades que pueden reducir los niveles de grelina. Hay un par de dolencias que pueden hacer que sus niveles de grelina disminuyan; sin embargo, recibir tratamiento puede aumentar sus niveles. Busque un tratamiento restaurador en el caso de que tenga alguna de las condiciones que acompañan:

- Trastorno de ovarios poliquísticos
- Trastorno metabólico
- Diabetes tipo 1 o 2

Reducir los niveles de triglicéridos y colesterol

Los triglicéridos son un tipo de grasa insaturada en el cuerpo. Cuando se ingiere un número mayor de calorías de las que se consumen, el cuerpo transforma el exceso de calorías en grasa en forma de triglicéridos y la almacena en las células grasas. Una parte de los triglicéridos fluye continuamente en la sangre. Los triglicéridos proporcionan una retención de energía en su cuerpo. En cualquier momento que necesite energía adicional, su cuerpo separa los triglicéridos en paquetes de energía que sus células pueden utilizar.

Los triglicéridos abundantes fluyen en la sangre, sea como sea, pueden obstruir las vías de suministro y causar daño a su páncreas. Los niveles ordinarios de triglicéridos están por debajo de 150. Si sus triglicéridos son superiores a 200, son excesivamente altos. Los triglicéridos se calculan normalmente como un aspecto importante de una "tabla de lípidos" que cuantifica además su colesterol, incluyendo el HDL y el LDL.

Factores de riesgo de los triglicéridos elevados

El factor de riesgo más importante para los triglicéridos altos es la obesidad. También se corre el riesgo de tener triglicéridos altos si se padece diabetes, problemas de tiroides o enfermedades renales. Algunos tipos de triglicéridos altos son adquiridos. Algunos fármacos, como los estrógenos, las píldoras anticonceptivas, los diuréticos, los betabloqueantes y los esteroides, pueden provocar triglicéridos altos. Comer mucho azúcar y grasa y beber alcohol también puede causar triglicéridos altos.

Seguir una dieta saludable para reducir los triglicéridos

La dieta y el ejercicio son el método más idóneo para reducir los triglicéridos. Si no puede conseguir que sus niveles de triglicéridos sean lo suficientemente bajos con la dieta y el ejercicio, es posible que tenga que tomar medicamentos para bajar los triglicéridos. Estas son las reglas dietéticas para bajar los triglicéridos:

Reduce las calorías y aumenta el movimiento.

Es necesario utilizar más energía de la que se consume si se necesita bajar los triglicéridos. No hay ninguna toma de encanto. Deja de comer postres, azúcares y carbohidratos procesados. Los carbohidratos complejos están bien. Los carbohidratos complejos se encuentran en los granos enteros, los productos orgánicos, las verduras y los vegetales. Los carbohidratos complejos son ricos en suplementos y contienen nutrientes, minerales y fitonutrientes, incluyendo agentes de prevención del cáncer.

El azúcar blanco es una toxina para ti.

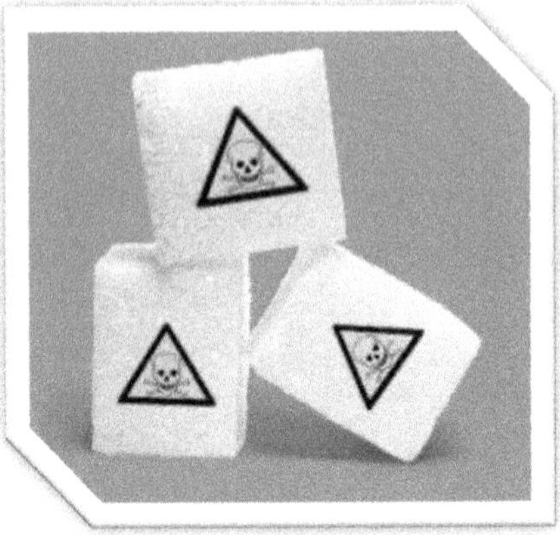

Hace que tu glucosa suba y baje hasta crear resistencia a la insulina. No contiene suplementos, sólo energía. Se transforma muy rápidamente en triglicéridos. El jarabe de maíz y los azúcares de maíz son igualmente horribles, y están en todas las cosas. Entienda los nombres y tenga cuidado con los azúcares y los aromatizantes. Cualquier fijación que termine en - uno o - ol es muy probable que sea algún tipo de azúcar.

Controla los carbohidratos y no comas una gran cantidad de alimentos grasos y ricos en carbohidratos.

La carne magra, los alimentos de hoja verde y los productos lácteos bajos en grasa deben constituir la parte principal de lo que comes. Vigile la cantidad y el tipo de grasa en su régimen alimenticio. Elimine las grasas sumergidas y las trans. Utilice cantidades modestas de grasas mono insaturadas, por ejemplo, aceite de oliva o aceite de canola. Incluya grasas omega-3 comiendo pescado o añadiendo linaza a su dieta. Intente no beber alcohol. El licor hace que los niveles de triglicéridos aumenten rápidamente. Si está tratando de bajar sus triglicéridos, debe eliminar el licor de su rutina alimenticia.

Reducir los niveles de colesterol

Para un gran número de nosotros, cuando descubrimos inicialmente que tenemos el colesterol elevado nuestras primeras contemplaciones son ir a la droga del colesterol para bajar los niveles de colesterol. Esto es debido a la forma en que consideramos la evaluación de nuestros médicos de atención primaria y las estatinas son normalmente la cosa principal que sugieren.

En cualquier caso, si conoces las reacciones de estas recetas, en ese momento, te das cuenta de que sólo deben tomarse si todo lo demás falla. Una parte de estos síntomas son increíblemente graves, incluyendo la posibilidad de un daño eterno a los riñones y el hígado. El mismo número de hasta el 25% de las personas que toman estos medicamentos terminan por no tener la opción de tolerarlos debido al daño que causan a los músculos.

Teniendo en cuenta lo poderosos que son los cambios en la dieta para reducir el colesterol elevado, es un buen presagio para conocer los mejores cambios que puede hacer en su régimen alimenticio para reducir el colesterol. Las dos mejores cosas que puede hacer para disminuir el colesterol elevado son:

- Reduzca las medidas de grasas saturadas en su régimen alimenticio. Las carnes con alto contenido de grasa, por ejemplo, las hamburguesas y la carne de cerdo, hacen una interpretación de forma directa en niveles más elevados de colesterol y triglicéridos. Sea como fuere, la inversa también es válida. Al deshacerse de este tipo de alimentos de su rutina de alimentación, usted encontrará rápidamente una caída en el colesterol LDL al igual que sus lecturas de triglicéridos.
- Aumente las cantidades de verduras, productos orgánicos, frutos secos y cereales integrales. Estos son los alimentos enteros con alto contenido de fibra que igualmente contienen altas medidas de esteroles vegetales. Hay una abundancia de pruebas lógicas que

apoyan la forma en que la fibra elimina el colesterol de los órganos digestivos. Simultáneamente, los esteroles vegetales obstruyen la ingestión de colesterol en el sistema circulatorio.

Bajar los niveles de colesterol utilizando este tipo de metodología característica realmente hará sustancialmente más que disminuir las lecturas de colesterol. La reducción de las grasas saturadas y la ampliación de las medidas de los alimentos de alto suplemento, por ejemplo, estos expulsarán esa inclinación lánguida que numerosas personas con experiencia de colesterol elevado.

Controlar los síntomas de la menopausia

No es anormal escuchar una gran cantidad de discusiones sobre la menopausia. Teniendo en cuenta que cada mujer de más de 50 años, a la larga, se encuentra con ella, es cualquier cosa menos difícil percibir la razón. La menopausia es, básicamente, la interrupción del ciclo femenino mes a mes. Esencialmente, la menopausia señala con autoridad el final de los años de maternidad de una mujer.

Sin embargo, más allá de estas certezas lógicas fundamentales, hay que tener en cuenta que la menopausia puede arruinar la vida de una mujer. Aprendiendo lo esencial sobre la menopausia: qué es, en qué momento se produce, cuáles son sus manifestaciones -y cómo supervisarlas-, las mujeres pueden prepararse por sí mismas y tener una posibilidad muy mejorada de atravesar este importante cambio vital sin apenas mover un dedo.

¿Cuáles solos síntomas de la menopausia?

En general, los efectos secundarios de la menopausia son notables. A medida que las mujeres se acercan a la menopausia, con frecuencia comienzan a encontrar indicaciones o similares. A decir verdad, aproximadamente el 70% de las mujeres encontrarán manifestaciones de la menopausia. Probablemente los efectos secundarios más reconocidos incluyen:

- Sofocos

- Sudores nocturnos
- Cambios de estado de ánimo
- Aumento de peso
- Melancolía

¿Por qué se producen estas indicaciones? La culpa la tienen en gran medida las hormonas. En el momento en que se produce la menopausia, los niveles de estrógeno y progesterona descienden. Esta disminución de los grados de hormonas puede desencadenar las numerosas manifestaciones básicas de la menopausia.

¿Cómo afrontan las mujeres de más de 50 años las indicaciones de la menopausia?

Hay algunos consejos, actos y medicamentos distintos para cuidar y tratar las indicaciones de la menopausia. Lo que funciona para una mujer probablemente no funcione para otra. Sin embargo, uno de los medicamentos más utilizados en la actualidad es el tratamiento de sustitución hormonal. Los profesionales de la medicina recomiendan prescripciones explícitas para las necesidades de cada mujer.

Ciertos alimentos y hierbas también pueden tener una acción "similar a la de los estrógenos" en el cuerpo y, por lo tanto, pueden reducir los efectos secundarios de la menopausia. Comer más alimentos a base de soja, por ejemplo, tofu, tempeh y leche de soja, y consumir harina o aceite de linaza, ayudará con manifestaciones como los sofocos. Las hierbas, como la cimicifuga y el trébol rojo, pueden tomarse en forma de tintura, té o pastillas y también pueden tener una actividad similar a la de los estrógenos. Hay numerosos suplementos accesibles en las tiendas de alimentos saludables y en las farmacias para ayudar con las indicaciones de la menopausia que pueden contener estas hierbas.

A continuación se exponen los enfoques para hacer frente a las indicaciones de la menopausia:

- Conseguir y mantener un peso saludable

- Entrenamiento intenso, especialmente el sexo
- Cafeína (café expreso, té negro, colas)
- Bebe suficiente agua.
- Tomar azúcar blanco
- Comer mucha fruta y verdura
- Comida picante (cayena, chile, jengibre, pimienta)
- Evite los alimentos desencadenantes
- Coma más alimentos ricos en fitoestrógenos
- Alimentos ácidos (encurtidos, cítricos, tomates, pimiento)
- Hacer ejercicio con regularidad

Sea lo que sea lo que experimentes durante la menopausia, no lo dejes sin ayuda como una razón para pasar de la vida. Agárrala y ve a por ella y demuestra al mundo lo increíble y maravillosa que eres.

CAPÍTULO DOS

CÓMO AYUDAR

Furante un tiempo, saltarse las comidas se consideraba un método terrible para ponerse en forma. La investigación demostró que saltarse las comidas puede ralentizar la digestión, lo que va en contra de la reducción de peso. A pesar de ello, el ayuno intermitente es un tipo de abstención de la ingesta excesiva de alimentos que está adquiriendo gradualmente notoriedad, sobre todo entre las mujeres jóvenes, y está ayudando a las mujeres a perder esos obstinados y poco atractivos kilos. Las mujeres jóvenes tienden a adelgazar con más ahínco que el resto de la gente. Un régimen alimenticio prometedor que funciona y hace que sea más simple para conseguir más delgado es algo que las mujeres jóvenes anhelan.

El ayuno intermitente es un tipo de dieta en la que los locos por la comida sana confinan su consumo de calorías durante al menos dos días cada semana. Esto no implica que no coman en absoluto en los días prohibidos, sino que mantienen su admisión calórica en torno a las 500 o 600 calorías.

La investigación actualmente no parece demostrar por qué este tipo de ayuno parece funcionar, sin embargo, los resultados han indicado que todas las cosas consideradas, la reducción de peso de ayuno intermitente es más notable que la reducción de peso de consumir menos calorías cada día de la semana. La sencillez del ayuno es, además, la participación a la luz del hecho de que las personas no tienen que hacer un intento decente para comer bien.

Planes de ayuno intermitente

El ayuno intermitente no es simplemente elegir dos días para confinar las calorías. Hay una técnica real para el ayuno. Aquí están un par de las estrategias más comunes:

El método 16/8

Este plan de ayuno intermitente es cuando la tuerca de la salud no come durante 16 horas de cada día, y en ese momento se come durante una ventana de 8 horas de cada día. El enfoque más sencillo para hacer esto es saltarse el desayuno y no comer por la noche, sin embargo, esto es sólo una recomendación. La ventana puede establecerse siempre que se esté de acuerdo. Para las mujeres más establecidas, se propone cambiar esta técnica a 15/9 o incluso 14/10 ya que los rangos de ayuno cortos parecen ser mejores para la digestión de las mujeres jóvenes. La persona que vigila su peso puede beber algo durante el tiempo de ayuno, siempre que estas bebidas no tengan calorías.

Para una comprensión profunda de este método, que ha demostrado ser el más eficaz entre todos los demás protocolos de dieta, considere la posibilidad de leer el libro "Ayuno intermitente 16/8" de Teresa Moore].

El método 5/2

Esta técnica incluye el consumo de una cantidad típica de calorías durante cinco días a la semana y el consumo de una cantidad limitada de calorías dos días a la semana. Para las mujeres jóvenes, se prescribe mantener su tope de calorías en 500 durante los días prohibidos. Los días no deben ser consecutivos; deben estar dispersos (por ejemplo, lunes y jueves).

El método comer-parar-comer

Esta técnica puede ser una de las estrategias más problemáticas. Consiste en elegir dos días de la semana para dejar de comer durante 24 horas. La técnica de comer-parar-comer requiere un auténtico autocontrol. Muchas personas acaban por no cumplir con el plazo de 24 horas. Las bebidas no calóricas están permitidas durante las 24 horas, por lo que esto puede hacer que sea más sencillo terminar.

El método del guerrero

La técnica del guerrero es el lugar donde el vigilante del peso sólo come una cantidad muy limitada de sonido, los alimentos bajos en calorías durante el día (alimentos de hoja), y en ese momento se come una gran cena alrededor de la noche. Sólo pueden comer una comida enorme. Esta técnica puede ser marginalmente difícil de seguir, sin embargo no es tan problemático como el método de comer-parar-comer.

El ayuno intermitente puede ayudar a las mujeres a perder peso rápidamente

La reducción de peso con el ayuno intermitente puede ocurrir rápidamente cuando una mujer comienza a abstenerse de la ingesta excesiva de alimentos. Esto es particularmente válido para las mujeres que tienen un sobrepeso asombroso y tienen al menos 30 libras para perder. La explicación de por qué esto funciona tan bien es básica: las mujeres jóvenes están comiendo menos calorías cuando están en un plan de ayuno intermitente, la forma de garantizar que el acuerdo funciona es no atiborrarse (o comer menos) en los días o durante las ventanas de la alimentación habitual.

Por lo general, los planes de ayuno funcionan simplemente como un régimen alimenticio en el que se recortan las calorías cada día. La mayor distinción con los planes de ayuno intermitente es que estos planes hacen que sea más simple para cortar las calorías (independientemente de que pueden ser difíciles de terminar, por ejemplo, en el método de comer-parar-comer). Los locos por la comida sana no necesitan olvidarse de las calorías, ni dar sentido a qué alimentos son aceptables y cuáles son horribles, ni dar sentido a nada en ese sentido. Se limitan a comer sistemáticamente y después no comen. La falta de esfuerzo es lo que hace que esta técnica de rutina alimenticia tenga éxito.

Tipos de ayuno intermitente

Ya sea que esté comenzando su aventura con la FI o que haya intentado ayunar anteriormente, pero no pudo mantenerlo a largo plazo, esta guía le ayudará. Siga leyendo para descubrir los siete tipos únicos de ayuno y cuál es el mejor para su cuerpo.

Método 14:10

14:10 es una especie de ayuno intermitente.

A diferencia del conocido método 16:8, existe otra proporción de periodos de ayuno y alimentación. El ayuno intermitente 14:10 tiene una ventana de alimentación de 10 horas y una ventana de ayuno de 14 horas. Una forma habitual de llevarlo a cabo es comer de forma ordinaria en las horas comprendidas entre las 9 y las 19 horas. El período comprendido entre las 19 y las 9 horas del día siguiente es la ventana de ayuno.

Durante el periodo de alimentación, puede comer sus cenas y aperitivos típicos. Además, durante el periodo de ayuno, no está permitido ingerir calorías. Sea como fuere, puede beber agua y café expreso sin azúcar o té verde.

¿Es beneficioso el ayuno intermitente 14:10?

Cualquier tipo de ayuno es más gratificante que comer durante todo el día y la noche. La accesibilidad de los alimentos y el cambio en el modo de vida han hecho posible que comamos siempre que lo necesitemos. Esto puede provocar un exceso de calorías, lo que acaba provocando un aumento de peso.

Por ejemplo, el ayuno intermitente 14:10 tiene algunas ventajas:

Es más sencillo de hacer. Si descansa 7 horas todos los días, hacer el ayuno intermitente 14:10 sólo requiere 7 tramos largos adicionales de ayuno. Sin duda, esto parece cada vez más factible, ya que afecta poco a su calendario diario y a su actividad pública.

El ayuno nocturno de 13 horas o más disminuye el peligro de

hipertensión, colesterol elevado y aumento de peso.

Si necesita pasar al método 16:8 o a los ayunos de 24 horas, el ayuno intermitente 14:10 puede ser una etapa inicial fenomenal.

Debido a que tiene una ventana de alimentación de 10 horas, usted será más reacio a encontrar las reacciones básicas, por ejemplo, los antojos de comida, migrañas, y la expansión de fractura. Independientemente de si usted experimenta algunos, no serán tan graves, sino más factible.

Método 20:4

Tener una ventana de alimentación de sólo cuatro horas es problemático. Para poder pasar 20 horas sin comer, hay que esforzarse.

La mayoría de las veces se acepta que cuanto más prolongado sea el ayuno, mejor. Además, 20 horas es algo muy serio.

Una división 20:4 es un método extraordinario para consumir la mayor cantidad de grasa extra.

Diré, sin embargo, que conseguir 1.500 (por ejemplo) calorías en sólo cuatro horas puede ser muy divertido. Mientras que usted debe, en cualquier caso, estar comiendo w agujero, alimentos nutritivos durante su ventana de comer, puede soportar a ser definitivamente más adaptable que si usted estaba comiendo un número similar de calorías a través de la duración de un día entero. Sigues teniendo una escasez de calorías, por lo que te pondrás en forma.

Una división de 20:4 es el plan de ayuno intermitente al que generalmente vuelvo por el hecho de que funciona tan bien con mi vida. No me importa cenar, ya que no me gusta irme a la cama con el estómago lleno; me gusta almorzar mucho para poder concentrarme en el trabajo.

Además, no se siente como un régimen alimenticio de ninguna manera.

En el momento en el que como mis calorías de mantenimiento, encuentro un ritmo viable de 1700 calorías más de dos comidas, lo que es realmente sorprendente y me mantiene fácilmente lleno para todo el día. Además, me hace golpear cada uno de mis macros con eficacia. Simplemente funciona para mí - y, significativamente, es necesario localizar un plan de ayuno intermitente que funciona con usted también.

La división 20:4 se conoce como la dieta del guerrero.

En cualquier caso, la primera *'Dieta del Guerrero'*, hecha por Ori Hofmekler 20 años antes es, en realidad, más un arreglo de rutina alimenticia controlada que un plan de Ayuno Intermitente. La Dieta del Guerrero de Ori incluía el ayuno y el consumo de una cena primaria diaria, pero mordisqueando productos regulares fuera de eso. Esta es también la razón por la que la OMAD es a veces aludida como la Dieta del Guerrero también.

La primera Dieta del Guerrero se refería más a los alimentos particulares que comemos y a reducir la reacción de la insulina que al ayuno absoluto. La Dieta del Guerrero de vanguardia, sea como sea, aludirá, en general, a una división de ayuno intermitente 20:4.

El método del guerrero

La dieta del guerrero es un tipo extraordinario de ayuno intermitente y es totalmente diferente a las tres comidas diarias a las que mucha gente está acostumbrada.

Si llegas a la conclusión de que la dieta del guerrero es algo que tienes que intentar, entra en la rutina alimenticia paso a paso. Comience por evitar la cena en más de una ocasión por semana. En el momento en que haya cambiado de acuerdo con eso, intente estirar sus períodos de subalimentación a las 20 horas requeridas en la dieta del guerrero.

Qué comer en la dieta del guerrero

Cuando estés en el Warrior Det, debes comer sólo alimentos enteros, nutritivos y naturales. Lo que puedes comer depende de la etapa en la que te encuentres.

El tamaño de las porciones no está determinado y no hay un enfoque calórico establecido durante este régimen de alimentación.

Alimentos que hay que comer durante la fase de falta de apetito

Durante la etapa de infra alimentación, come sólo pequeños trozos de los alimentos que te acompañan:

- Proteínas: huevos escalfados o duros
- Lácteos: leche, yogur, cuajada
- Caldo: de pollo o de carne
- Verduras crudas: zanahorias, pimientos, setas, verduras, cebollas
- Frutas: plátanos, manzanas, mango, kiwi, melocotón, piña
- Zumo de verduras: remolacha, zanahoria, apio
- Pequeñas medidas de aceite de oliva, vinagre de zumo de manzana
- Agua, seltzer, café expreso, té
- Alimentos para comer durante la fase de sobrealimentación
- Proteínas: pollo, pavo, bistec, pescado, huevos
- Hidratos de carbono: patatas, maíz, batatas, judías
- Cereales: pasta, pan, cereales, avena, quinoa
- Lácteos: leche, cheddar, yogur
- Verduras cocidas: calabacín, verduras, coliflor, coles de Bruselas
- Grasas: aceite de oliva, frutos secos

Qué evitar en la dieta del guerrero

Cuando siga la Dieta del Guerrero, mantenga una distancia estratégica de todos los alimentos manipulados, los aditivos y las fuentes de alimentos con azúcares incluidos.

Los alimentos que acompañan son los que debe evitar:

- Comida rápida

- Frituras
- Carnes procesadas como el tocino y la carne de almuerzo
- Azúcares refinados
- Caramelos, golosinas, pasteles
- Patatas fritas, galletas saladas
- Productos ecológicos en conserva
- Azúcares artificiales
- Bebidas dulces como zumos de productos ecológicos y refrescos

La omisión de la comida

Deje el panecillo y lea esto con atención: Saltarse el desayuno podría ayudarle a abrir ventajas médicas inimaginables y a vivir más tiempo. En verdad, te estoy instando a romper algunas pautas dietéticas -nunca te saltes comidas; come cada pocas horas; el desayuno es la comida más importante del día- que te han educado desde el primer momento. Esta pauta es el "ayuno intermitente", una convención dietética que, a pesar de llevar muchos años en vigor, sigue siendo excepcionalmente discutible. Al cambiar los horarios de las comidas, se activan ciertas vías en el cuerpo que pueden ayudar a consumir más grasa, proteger contra infecciones y tumores específicos y aumentar la esperanza de vida, todo ello respaldado por pruebas lógicas.

Saltarse el desayuno durante la se es bien conocido por el hecho de que no se ve el apetito o los efectos secundarios del ayuno mientras se duerme", dice la dietista inscrita Danielle Schaub, supervisora culinaria y de sustento de Territory Foods. "Simplemente es más sencillo para un gran número de personas posponer el desayuno que llegar al heno con hambre".

Muy bien, así que tal vez usted no necesita saltarse el desayuno para ver los logros con se. En cualquier caso, ¿verás más reducción de peso, explícitamente, cuando pospongas comer hasta otro momento del día? Esto es lo que dicen los especialistas sobre saltarse el desayuno cuando se hace ayuno intermitente.

¿Qué le ocurre a tu cuerpo cuando te saltas el desayuno?

El efecto de saltarse el desayuno sobre la salud y el peso es uno de los puntos más cuestionados en el mundo de la alimentación. Mientras que el debate sobre la comida de la mañana ha continuado durante un tiempo considerable, las investigaciones más actuales recomiendan que desayunar no ayuda a perder más peso (aunque saltárselo tampoco lo hace), como indica Harvard Health.

¿Podría perder más peso si se salta el desayuno en lugar de las otras comidas copiosas?

La verdad es que no. Verás, si el desayuno es tu deficiencia dietética, por así decirlo (hola, pasteles calientes y tocino apilados con jarabe azucarado), sin embargo, eres regularmente cada vez más razonable sobre el almuerzo y la cena, en ese punto que por y por podría ver más la reducción de peso si se salta. Sea como fuere, por regla general, no hay relación entre saltarse el desayuno y perder kilos más rápido. No hay una exploración convincente de que el momento de la comida sea importante. Son las calorías generales consumidas en un día en comparación con el número de calorías que consumes es lo que dirige la reducción de peso.

Método 12:12

Esencialmente, el acuerdo 12:12 es un tipo de ayuno intermitente en el que se come durante 12 horas del día y se ayuna durante las otras 12 horas. Este método espera que usted restrinja su admisión de calorías día a día dentro de una ventana de 12 horas (lo que significa 12 horas comiendo, 12 horas de ayuno), en lugar de comer en cualquier punto que necesite durante la duración del día. Por ejemplo, si usted come su comida de la noche o la cena a las 8 p.m., usted debe tener su comida de la mañana alrededor de las 8 a.m. la mañana siguiente, mientras que en este acuerdo. El 12:12 se profesa para ser el tipo menos difícil de ayuno intermitente, en particular para tender fotos que están tratando de conseguir más delgado o simplemente necesitan mejorar su salud.

Según un estudio publicado en Cell Metabolism, ayunar durante más de 12 horas la mayoría de los días puede contribuir a la reducción de peso, prevenir enfermedades y aumentar la esperanza de vida. Los especialistas, que aislaron a los ratones en cuatro grupos de régimen alimenticio y los clasificaron en varios planes de mantenimiento, encontraron que los ratones que ayunaron durante al menos 12 horas y mantuvieron su alimentación dentro de una asignación de tiempo de 12 horas experimentaron una reducción de peso crítica en contraste con los ratones que comieron una rutina de alimentación similar pero con libertad para comer durante todo el día.

Los analistas también descubrieron que los ratones de los grupos de reforzamiento limitado en el tiempo también observaron mejoras en la glucosa, la insulina, la afectabilidad de la insulina y las hormonas del deseo, además de la reducción de peso, en comparación con los grupos de ratones que comían todo lo que necesitaban durante el día.

Además, otras investigaciones (en los dos animales y las personas) han demostrado que el ayuno intermitente podría ser una ruta exitosa para conseguir más delgado, en particular la grasa intestinal, ya que podría apoyar marginalmente su digestión al tiempo que ayuda a e en menos calorías. El arreglo de la rutina de alimentación puede igualmente ayudar a la digestión y reducir la hinchazón, así como mejorar la lucidez mental. Probablemente lo mejor de la IF es que podría permitir a las personas que lo utilizan en general se complacen con la alimentación de la tarde-noche como el ayuno puede disminuir el hambre, lo que ayuda a adherirse a su arreglo de rutina de alimentación.

En cualquier caso, se puede notar que el ayuno intermitente no es, sin duda, para todo el mundo. Usted debe hablar con su PCP o profesional de la salud antes de intentarse, particularmente en caso de que usted está embarazada o amamantando, bajo peso o que viven con ciertas dolencias, incluyendo la diabetes, presión arterial baja, y así sucesivamente.

Método 5:2

Las personas que siguen los planes de control de peso 5:2 comen cantidades estándar de alimentos saludables durante 5 días y disminuyen el consumo de calorías los otros 2 días. Durante los 2 días de ayuno, los hombres, en su mayoría, devoran 600 calorías y las mujeres 500 calorías.

Normalmente, las personas separan sus días de ayuno en la semana. Por ejemplo, pueden ayunar un lunes y un jueves y comer regularmente los demás días. Entre los días de ayuno debe haber al menos un día sin ayuno.

En definitiva, ¿cómo funciona el método de ayuno intermitente 5:2? Es muy sencillo: Comes regularmente 5 días a la semana y comes sólo 500 calorías (alrededor del 25% de tu consumo habitual de calorías) 2 días a la semana.

Además, ¿qué significa comer regularmente? Implica no limitar tus calorías (utiliza mi Calculadora de Calorías si necesitas ayuda para darle sentido) y comer alimentos integrales. Si quieres más reglas sobre qué alimentos comer, lee mi página Paleo 101. Es una etapa inicial increíble, independientemente de si usted está anticipando ir a Paleo. Normalmente, las personas no ayunan dos días seguidos. Lo que se hace es comer normalmente tres días, ayunar un día, comer normalmente dos días y ayunar un día.

Ventajas de la dieta de ayuno intermitente 5:2

Las ventajas del ayuno intermitente 5:2 son equivalentes a algún otro tipo de técnica de ayuno intermitente, que son:

Aumenta la digestión:

Solíamos insistir en que cualquier tipo de restricción alimentaria dificultaría nuestra digestión. ¿Recuerdas la orientación de comer como un reloj? Siendo las cosas como son, ¡el ayuno puede realmente mejorar tu digestión!

Peleas de maduración:

El impacto del ayuno en la recuperación celular ha sido muy

contemplado. El ayuno utilizado en cobayas amplió su esperanza de vida.

Reduce la irritación:

Se ha visto que el ayuno disminuye los marcadores de inflamación (como la proteína C - receptiva) en su sistema circulatorio.

Mejora la salud intestinal:

El ayuno mata de hambre a los microbios intestinales malos, que mueren de hambre más rápidamente que los microorganismos intestinales buenos. Compuse un post entero sobre Cómo el ayuno mejora su salud intestinal.

Ayuda a reducir el peso:

Es evidente que una disminución general de las calorías te anima a ponerte en forma; sin embargo, es más que eso. Controla tus hormonas del deseo.

Además, hay un par de beneficios adicionales que son explícitos a las técnicas de ayuno intermitente 5:2:

No estresarse por la ventana de comer constantemente: Me encanta tener más oportunidades durante la mayor parte de la semana. En el momento en que practico el ayuno intermitente cada día, siento que estoy continuamente pensando en la comida y en cuándo debo comer.

Mantiene a su cuerpo especulando: El problema con la mayoría de los regímenes alimenticios es que su cuerpo se ajusta y a la larga se encuentra con una meseta de reducción de peso. Este problema se puede evitar cambiando las cosas. Un día se ayuna y después no se ayuna. Esto no dificulta su digestión.

Por qué la dieta de ayuno intermitente 5:2 funciona bien para las mujeres

Cuando tienes alguna implicación en el ayuno, la dieta del ayuno intermitente 5:2 es un método extraordinario para acelerar tus resultados sin causar desequilibrios hormonales. Esta es la razón:

Puede conseguir su objetivo de reducción de peso sin pensar continuamente en la comida o en contar calorías: El ayuno intermitente (cualquier método) ha demostrado ser tan exitoso como la limitación de calorías para la reducción de peso. Intenté contar calorías durante medio mes. Mi peso no se movía, y me sentía inimaginablemente negado porque me estaba limitando continuamente (una escasez de sólo 500 calorías puede parecer difícil de soportar a largo plazo). Además, contar las calorías de todo lo que comes puede resultar aburrido y tedioso. Por suerte, hay otra manera: el ayuno intermitente 5:2 reorganiza el control de las calorías (siga leyendo para ver las ideas de comidas) y le permite vivir "normalmente" el resto de la semana.

Es un enfoque "protegido" para practicar el Ayuno Intermitente ya que no requiere un ayuno día a día. Hablamos de los peligros relacionados con el Ayuno Intermitente; cualquier método que no espere que usted ayune día a día garantiza que no está poniendo mucho peso en su tiroides y sus suprarrenales.

Si eres una dama de más de 50 años (independientemente de que aún no hayas cumplido los 50), aprovecharás mi post Ayuno para mujeres de más de 50 años, te ofrezco algunas orientaciones complacientes para que te beneficies al máximo de tu ayuno como dama.

Plan de dieta de ayuno intermitente 5:2

Me referí a partir de ahora que usted podría utilizar una parte de mis planes de ayuno. Permítanme compartir mis planes preferidos aquí. Son tan naturales y deliciosos!

Ensalada de manzana y almendras

- 2 tazas de manzanas picadas
- 3 tazas de lechuga picada
- 1 taza de pepino cortado en dados
- 1 cucharada de aceite de lino
- 1/4 de taza de almendras lupuladas

- Vinagre, sal y pimienta al gusto
- Mezclar todo en un bol.
- Información saludable: 512 calorías (47% de grasas, 21% de carbohidratos, 16% de proteínas)

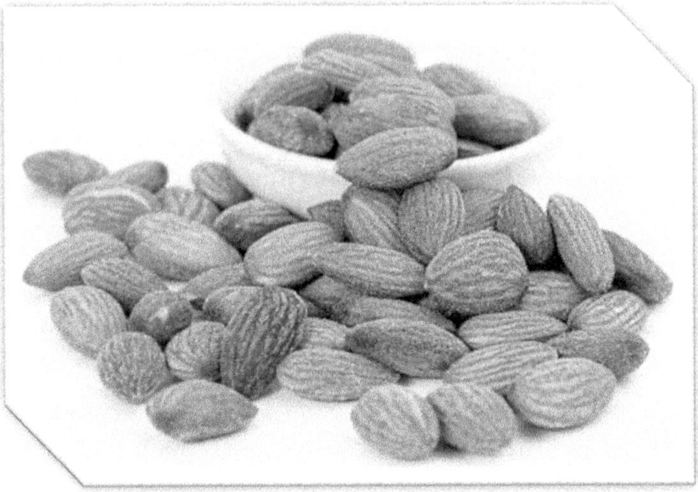

Curry de coco

- 1/4 de taza de cebolla roja picada
- 1 pimiento rojo enorme
- 1 taza de calabaza pelada y picada
- 1 cucharada de aceite de coco
- 3 tazas de brócoli picado
- 1/4 de taza de tempeh
- 1 taza de leche de coco en lata
- Curry en polvo y sal al gusto

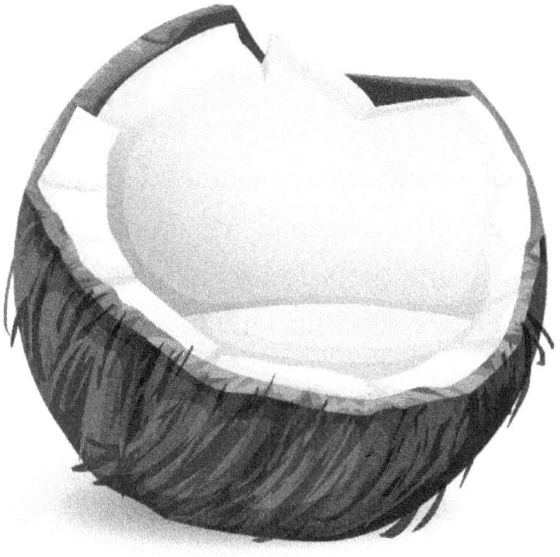

Derretir el aceite de coco en una olla; incluir el pimiento, la cebolla y la calabaza. Cocinar hasta que la calabaza esté blanda. Añade la leche de coco, los condimentos y el brócoli. Sigue cocinando hasta que el brócoli tenga un color verde brillante.

- Información saludable: 514 calorías (46% de grasa, 18% de carbohidratos, 42% de proteínas)
- 1/2 cucharada de aceite de coco
- 4 tazas de puré de coliflor
- 2 tazas de puré de patatas
- 1 cucharadita de anacardos crudos triturados
- Jengibre, curry en polvo, ajo y sal al gusto

Derrite el aceite de coco en una olla, añade las patatas y cocínalas hasta que estén blandas. Es posible que tengas que incluir un poco de agua con el objetivo de que las patatas no se peguen a la base de la olla. Añade el aroma y la coliflor y cocina hasta que la coliflor tenga la textura ideal.

¿Funciona la dieta del ayuno intermitente 5:2 para todos?

La respuesta corta es que nada funciona para todo el mundo. Como he mencionado anteriormente, es cualquier cosa menos una opción decente para las mujeres con bajo peso, que tienen problemas de fertilidad o que están amamantando. Si luchas contra el bajo nivel de azúcar en la sangre, te sientes con los ojos desorbitados o agotado, también deberías pensar en otra alternativa. Sea como fuere, para un gran número de personas, la dieta del ayuno intermitente 5:2 es una forma fantástica de ocuparse de ponerse más en forma, así como de mejorar su cuerpo y recuperarse sin seguir una dieta todos los días. Te da más holgura y te permite volver a apreciar la comida sin agonizar continuamente contando calorías.

Método del día alterno

Mientras que 5:2 podría ser visto como un "*modo de vida intercesión,*" ayuno día alternativo (ADF) se utiliza para conseguir más delgado rápidamente. ADF es regularmente aludido como la "*dieta cada dos días*" y espera que usted intercambie día a día entre comer sin obstáculos y devorar una dieta excepcionalmente baja en calorías.

La mayoría de las investigaciones sobre la ADF utilizan una forma comparativa de tratar el 5:2, permitiendo que se consuma una pequeña comida (en su mayoría unas 500 kcal) en los días de "ayuno". La investigación ha demostrado que la ADF puede provocar una impresionante reducción de peso en 8-12 semanas, pero un problema importante de la ADF es que la adherencia en general se desvanece. Los estudios a largo plazo indican que la ingesta de calorías en los días de "ayuno" aumenta con el tiempo, lo que disminuye la carencia de calorías conseguida y reduce el ritmo de reducción de peso.

Los estudios preliminares controlados y aleatorios (el nivel más alto de calidad de la investigación clínica) muestran que la ADF no provoca una mayor reducción de peso o mejoras en la salud en comparación con el consumo tradicional de menos comida basura cuando la admisión de calorías es equivalente en los dos planes. A pesar de esto, es casi seguro que la ADF provocará una disminución más notable de la admisión de calorías en comparación con las estrategias habituales para comer menos comida basura, lo que debería provocar una reducción de peso más prominente, al principio. Sin embargo, es improbable que muchas personas se aferren a la ADF a largo plazo.

Método espontáneo

¿No le interesa centrarse en una técnica concreta para el ayuno intermitente? En cualquier caso, puedes obtener sistemáticamente algunas ventajas similares evitando en gran medida una comida en cualquier momento que no sientas hambre.

No es necesario seguir un protocolo de ayuno intermitente organizado para recibir algunas de las recompensas. Otra alternativa es saltarse las comidas de vez en cuando, por ejemplo, cuando no tenga hambre o esté demasiado ocupado como para plantearse cocinar y comer.

Es una fantasía que los individuos necesitan comer como un reloj, o entrarán en "modo de inanición" o perderán músculo. El cuerpo humano está bien preparado para soportar largos periodos de inanición, por no hablar de saltarse un par de comidas de vez en cuando.

De esta manera, en caso de que un día realmente no tenga hambre, sáltese el desayuno y simplemente almuerce y cene bien. O bien, en caso de que estés de viaje en algún lugar y no encuentres nada que necesites comer, haz un ayuno corto. Evitar un par de comidas cuando te sientas inclinado a hacerlo es fundamentalmente un ayuno intermitente sin restricciones.

Método Crescendo

El ayuno de Crescendo y el modo de vida del ayuno intermitente han ayudado a numerosas personas a lograr sus objetivos de salud. El ayuno es un antiguo sistema de curación que se ha utilizado desde el comienzo de la historia conocida. El ayuno intermitente es un tipo de ayuno en el que se ayuna de 12 a 16 horas o más cada día. Durante esta ventana de ayuno, no se puede consumir nada aparte de agua o tal vez té de hierbas. Durante el resto del día, usted seguiría un régimen alimenticio típico y consistente.

El ayuno intermitente puede tener beneficios alucinantes, como la disminución del estrés, la reducción de peso, la quema de grasas, la mejora de la energía, la mejora de la digestión y de la relación con la comida, la mejora de la salud mental y profunda, y un menor peligro de enfermedades continuas.

Sea como fuere, los cuerpos masculinos y femeninos responden al ayuno de forma inesperada. Las mujeres pueden enfrentarse a mayores dificultades cuando ayunan, incluyendo problemas hormonales, la residencia de la insulina, y la afectabilidad a la limitación de calorías. A pesar de ello, las mujeres pueden beneficiarse del ayuno intermitente, aunque es posible que tengan que modificar su metodología. El ayuno crescendo y el ayuno cíclico pueden ser sistemas de ayuno intermitente sorprendentes para algunas mujeres.

Deberíamos pasar a conocer las ventajas del ayuno intermitente, las diferencias entre las personas de más de 50 años con respecto al ayuno y los indicios de resistencia a la insulina y diabetes. Te darás cuenta de por qué prescribo un ayuno directo y un ayuno a primera hora de la comida para empezar y después cómo pasar al ayuno Crescendo y al ayuno cíclico de forma segura y eficaz. Asimismo, repasaré más de 7 técnicas para mejorar su experiencia de ayuno.

Beneficios del ayuno Crescendo:

- Siendo un enfoque sensible en el cuerpo de una dama, este tipo de ayuno se ocupa de la ecualización hormonal, que tiene un impacto significativo en la vida de cada dama. Al final del día, sus hormonas no son arrojados en una rabia.
- Esta es una técnica fantástica para perder esos kilos de más y adelgazar de forma sencilla.
- Los niveles de energía también se mantienen al nivel ideal y de esta manera, probablemente no se agotará tan fácilmente.

Consejos para el ayuno Crescendo:

- Este ayuno debe realizarse en días alternos durante la semana, es decir, durante algunos días de cada semana. Por así decirlo, el ayuno Crescendo debe seguirse durante días no consecutivos semana. Por ejemplo, si usted come demasiado el martes, los siguientes periodos largos de ayuno para usted son el jueves y el sábado.

- Los ayunantes Crescendo, en un mundo perfecto, ayunan entre 12 y 16 horas en lugar de entre 12 y 20 horas. Por ejemplo, si dejan de comer a las 7 de la tarde, en ese momento no consumen nada hasta alrededor de las 9 de la mañana del día siguiente.
- En los días en que se intenta el ayuno, el yoga y las actividades cardiovasculares ligeras deben ser una.
- En los deben realizarse ejercicios excepcionales como el entrenamiento de calidad o el entrenamiento Burst/HIIT.
- Mantente hidratado bebiendo mucha agua. Los refrescos, como el té y el café expreso, están bien siempre que no lleven leche o azúcar.
- Después de unos catorce días, se puede añadir un día más de ayuno al calendario.
- Considere la posibilidad de tomar BCAA (aminoácidos de cadena ramificada) durante sus días de ayuno. En cantidades de 5 a 8 gramos ramificada pueden renovar los niveles de proteína en su cuerpo y de esta manera prevenir el daño a los músculos. Asimismo, puede prevenir la inanición.
- El ayuno en crescendo recibe su nombre porque se trata de un plan de ayuno poco a poco que se adapta a tu cuerpo.

Si usted experimenta ciclos de períodos intermitentes o ciertos problemas dietéticos, entonces tal vez este tipo de ayuno no es para usted

A la luz de la notable mezcla de ventajas médicas y de quema de grasa, el ayuno Crescendo se ha vuelto excepcionalmente corriente, particularmente entre las mujeres.

En lugar de comer por descuido, si sigue este tipo de ayuno para deshacerse de esos molestos kilos y mantenerse en forma, ¡debemos afirmar que ha adoptado un método astuto para comer y ayunar!

Comer-parar-comer

En el momento en que usted está en Eat Stop Eat, usted toma parte en la obstrucción o el entrenamiento con pesas para mantener y construir el músculo, a diferencia de cardio u otros tipos de ejercicio integral. No es necesario hacer ejercicio en los días de ayuno; sin embargo, debe establecer un calendario de planificación fiable de tres a cuatro veces cada semana, con dos a cuatro actividades para cada sección, dos a cinco conjuntos para cada actividad y seis a 15 repeticiones para cada conjunto.

Comer, parar, comer: Pros

La investigación lógica refuerza el ayuno intermitente como un dispositivo de reducción de peso convincente. Una revisión, distribuida en *Obesity Reviews* en marzo de 2011, encontró que hasta 12 semanas de limitación intermitente de calorías - como el plan Eat Stop Eat - fue tan exitoso en la reducción de peso como la reducción de calorías por una suma fija cada día; además, ayudó a los frutos secos de la salud a mantener un volumen cada vez más delgado. Este tipo de ayuno intermitente también puede aportar otras ventajas médicas.

Una auditoría distribuida en la revista *Nutrients* en marzo de 2019 encontró que el ayuno intermitente puede mejorar la salud cardiovascular al mejorar la presión arterial y los niveles de colesterol, sin embargo, no está claro si estos impactos se deben a la reducción de peso o al ayuno, y se necesitan investigaciones clínicas.

Pilón se refiere a la disminución del estrés y a la "purga" celular como otras ventajas potenciales. Por fin, Eat Stop Eat podría no ser tan confuso, sino más directo que el recuento de calorías en el que hay que restringir toda una categoría nutricional, como las grasas o los carbohidratos.

Come, deja de comer: Contras

Ayunar cada semana puede no ser tu forma de vida. Richard Bloomer, jefe de ciencias del deporte de la salud en la Universidad de Memphis, en Tennessee, dijo a la revista *CMAJ* en 2013: "Una gran cantidad de personas no tendrá la opción de hacerlo." Pilon admitió a un columnista similar que Eat Stop Eat es mejor hacerlo en secreto porque se entromete en las colaboraciones sociales normales, como las comidas con la familia o los amigos.

La rutina de alimentación puede causar migrañas y mal humor en ciertas personas y definitivamente no es una decisión razonable para las personas con diabetes, las mujeres embarazadas o aquellos con un fondo marcado por los problemas dietéticos como gorging. El acuerdo permite las bebidas dietéticas, lo que en realidad puede hacer que anhele los postres o elija alimentos indeseables ya que ha "ahorrado" calorías.

Por último, Eat Stop Eat no proporciona una sugerencia de plan de comidas en particular para los días que no son de ayuno, lo que le deja para mostrar tremendo aplomo y decidir por sí mismo qué comer - un territorio en el que numerosas personas que luchan con su peso necesitan dirección.

Técnica 16:8

El ayuno intermitente 16/8 consiste en restringir el consumo de alimentos y bebidas calóricas a una ventana fija de ocho horas del día y mantenerse alejado de los alimentos durante las 16 horas restantes.

Este ciclo puede repetirse tantas veces como quieras, desde sólo en más de una ocasión por semana hasta de forma constante, según tu propia inclinación.

16/8 El ayuno intermitente ha hecho muy popular últimamente, sobre todo entre quienes desean ponerse en forma y quemar grasa.

Mientras que otros planes de control de peso establecen regularmente pautas exigentes, el Dieta Intermitente 16/8 es fácil de seguir y puede proporcionar resultados genuinos con un esfuerzo insignificante.

Es comúnmente visto como no tanto prohibitivo, sino más bien más adaptable que numerosos otros planes de rutina de alimentación y puede sin mucho esfuerzo encajar en casi cualquier forma de vida.

Además de mejorar la reducción de peso, el ayuno intermitente 16/8 es también reconocido por mejorar el control de la glucosa, ayudar a la capacidad del cerebro y mejorar la vida.

A mucha gente le gusta comer entre las primeras horas de la tarde y las 8 de la noche, ya que esto implica que sólo tendrá que ayunar a medio plazo y saltarse el desayuno, pero puede, en cualquier caso, tener una comida y una cena razonables, junto con un par de tentempiés durante todo el día.

Otros optan por comer entre las 9.00 y las 17.00 horas, lo que permite disponer de mucho tiempo para tomar un desayuno sensato alrededor de las 9.00 horas, un almuerzo típico a primera hora de la tarde y una cena ligera o un tentempié alrededor de las 16.00 horas antes de comenzar el ayuno.

En cualquier caso, puede analizar y elegir la asignación de tiempo que mejor se adapte a su horario.

A pesar de la hora de comer, se recomienda hacer unas cuantas comidas y tentempiés pequeños y bastante separados a lo largo del día para ayudar a equilibrar los niveles de glucosa y controlar el hambre.

Además, para ampliar las posibles ventajas médicas de su rutina de alimentación, es esencial que se adhiera a los alimentos integrales nutritivos y a las bebidas durante sus períodos de alimentación.

Completar con alimentos ricos en suplementos puede ayudar a equilibrar su rutina alimentaria y permitirle recibir los beneficios que esta rutina aporta.

Intenta compensar cada comida con un buen surtido de alimentos integrales, por ejemplo,

- Frutas: Manzanas, plátanos, bayas, naranjas, melocotones, peras, etc.

- Verduras: Brócoli, coliflor, pepinos, verduras de hoja verde, tomates, etc.
- Granos enteros: Quinoa, arroz, avena, grano, trigo sarraceno, etc.
- Grasas saludables: Aceite de oliva, aguacates y aceite de coco
- Fuentes de proteínas: Carne, aves, pescado, verduras, huevos, frutos secos, semillas, etc.

Beber refrescos sin calorías como el agua y el té y el café sin azúcar, incluso durante el ayuno, puede igualmente ayudar a controlar su hambre mientras le mantiene hidratado. Por otra parte, atiborrarse o esforzarse demasiado con alimentos de mala calidad puede desacreditar los resultados constructivos relacionados con el ayuno intermitente 16/8 y puede terminar causando más daño que otra cosa a su salud.

Para una comprensión profunda de este método, que ha demostrado ser el más eficaz entre todos los demás protocolos de dieta, considere la posibilidad de leer el libro "Ayuno intermitente 16/8" de Teresa Moore].

CAPÍTULO TRES

CONSEJOS Y MITOS SOBRE EL AYUNO

Losionar es algo que muchas mujeres de todo el mundo desean hacer. El ayuno intermitente para perder peso es cada vez más importante. Hay muchos beneficios compartidos y declaraciones hechas para mostrar cómo funciona. ¿Funcionan realmente los programas de ayuno intermitente para perder peso? ¿Son buenos para su cuerpo?

También hay otras afirmaciones que demuestran que este tipo de dieta no funciona; que es peligrosa para ti. ¿Están realmente en lo cierto o podrías probar la dieta temporalmente?

Es hora de separar la verdad de las mentiras. A continuación, te presentamos todos los mitos del ayuno intermitente para ayudarte a encontrar el mejor plan de pérdida de peso para ti.

<u>Es posible perder peso!</u>

Estas dietas sí permiten perder peso. Hay muchos mitos que afirman que no lo hacen, pero los estudios han demostrado que sí funcionan. Eso sí, cuando las dietas se siguen correctamente.

La ventaja es que la gente puede controlar sus ansias de comer. Saben que ningún alimento está completamente prohibido, pero que pueden comer a una hora determinada. También puede ayudar a quienes tienen planes que deben cumplir o prefieren tener horarios estrictos para sus dietas.

Uno de los beneficios para la salud que se ha observado es la reducción de la resistencia a la insulina. Al haber menos glucosa en los alimentos, el cuerpo no necesita liberar tanta insulina durante el día. Esto conduce a un menor riesgo de diabetes.

Hay muchos otros beneficios para la salud, como la regulación hormonal y el aumento de la confianza.

Cabe destacar que las dietas no son fáciles. Si perder peso fuera fácil, no habría personas con sobrepeso en el mundo. No se trata de una cura milagrosa, y tendrás que tener la motivación necesaria para seguir el plan.

¿Por qué tantos mitos?

Si el ayuno intermitente para perder peso es tan bueno, ¿por qué hay tantos mitos? ¿Por qué la gente insiste tanto en que no vale la pena seguirlo?

Hay muchas razones, pero la principal son las constantes afirmaciones; a menudo por parte de gente que parece que debería conocer las verdades. Los culturistas se quejan a menudo de que tienen hambre o los "expertos" afirman que su dieta es mejor. Los vendedores de otras dietas dirán lo malo que es el ayuno durante periodos largos.

Cuanto más se le diga a alguien algo, más probable es que lo crea. Esto ocurre especialmente si se lo dicen personas en las que confía y respeta o si se lo dicen varias personas que ni siquiera pertenecen al mismo grupo de amigos.

Muchos de los mitos se cuentan para promover otra cosa. La gente afirmará que una dieta es mejor que la otra porque están promoviendo una dieta específica. No quieren centrarse en las posibles razones para no probar esa dieta. Las celebridades y los culturistas que respaldan ciertos productos por dinero también se asegurarán de promover su producto y centrarse en los mitos de las dietas de ayuno intermitente.

También hay resultados mixtos en los estudios. Estos resultados mixtos suelen deberse a las limitaciones de los estudios que tienen en cuenta las personas que los leen. Muchos tomarán los estudios al pie de la letra, en lugar de comparar cómo se llevaron a cabo los otros estudios y el tipo de personas que los realizan.

Este problema se ha observado con numerosos mitos. Los investigadores han analizado por qué los estudios obtienen otros resultados y evalúan las limitaciones que conllevan. Podría ser que las personas de los estudios no estuvieran siguiendo un plan de dieta saludable o que tuvieran condiciones médicas que afectaran a su capacidad para perder peso.

No ayuda que la gente no esté interesada en leer realmente los estudios. No quieren sacar sus propias conclusiones y, en su lugar, escuchan a los medios de comunicación o a los avales; a menudo seleccionan los puntos más perjudiciales o aterradores para trabajar en su agenda.

Engordarás si te saltas el desayuno

Parte del ayuno intermitente implica saltarse el desayuno. Habrá mucha gente que le diga que esto es peligroso y que sólo le hará engordar. El desayuno es generalmente conocido como la comida más importante del día.

Según los que están en contra de la pérdida de peso con el ayuno intermitente, saltarse el desayuno le llevará a tener más hambre a lo largo del día. Su cuerpo ya pasa por un largo periodo de ayuno durante la noche, y necesita comida para empezar el día. Si no desayunas, es más probable que te atiborres de comida más tarde, y eso te llevará a ganar peso.

Lo cierto es que algunos estudios demuestran que saltarse el desayuno provoca un aumento de peso. También hay estudios que demuestran que saltarse el desayuno ayuda a perder peso.

Los que se saltan el desayuno en un día normal son menos propensos a preocuparse por la salud en el resto de sus comidas. Pican alimentos con muchas calorías. Los que se saltan el desayuno como parte de una dieta de adelgazamiento se ceñirán a comidas más saludables cuando coman.

La principal diferencia en los estudios es cuando se trata de niños y adolescentes. Los que desayunan tienen más probabilidades de obtener mejores resultados en la escuela porque les resulta más fácil concentrarse.

Este es uno de esos mitos que dependen de cada persona. Hay algunas verdades, pero si usted está siguiendo una dieta de ayuno para sus esfuerzos de pérdida de peso, por lo general encontrará que usted pierde peso.

El ayuno ralentiza el metabolismo

Este es otro mito común y puede ser respaldado por aquellos que siguen dietas de choque. Si el cuerpo no recibe suficiente comida, el metabolismo se ralentiza para contrarrestar el menor número de calorías que recibe. En lugar de quemar las calorías que el cuerpo ha almacenado, se adaptará para sobrevivir con menos.

Es importante recordar que se trata de una dieta de ayuno intermitente. En lugar de consumir calorías a lo largo del día, las calorías se consumen en sesiones fijas. No hay un cambio de algunas calorías, por lo que no hay necesidad de que el cuerpo ralentice el metabolismo.

Incluso no consumir las calorías completas durante 24 horas no cambiará mucho. Hay muchas personas que comen menos durante 24-48 horas sin quererlo, simplemente porque no tienen hambre. Sus tasas metabólicas no disminuyen por esto. Se necesitan semanas de inanición para que el cuerpo entre en lo que se denomina "modo de inanición". Algunos estudios demuestran que se necesitan 72 horas para que el metabolismo disminuya ¡sólo un 8%!

Acabas con mucha hambre

Si no comes continuamente a lo largo del día, acabarás teniendo hambre. Esta es una creencia común, y es el momento de trabajar la verdad detrás de ella.

Algunas personas pueden sentir más hambre al pasar de comer constantemente al ayuno intermitente. Esto es normal porque es un cambio en el sistema. Sin embargo, en realidad depende del tipo de alimentos que consuma cuando se le permita comer. Si utiliza las calorías de forma inteligente, puede comer alimentos que le dejen satisfecho durante más tiempo, de modo que no sienta la necesidad de comer tanto.

El hambre también puede estar en la cabeza. La gente mira la hora y piensa que necesita comer, por lo que siente hambre. Otros sienten hambre porque tienen sed. Esto puede llevar a comer en exceso las calorías porque el cuerpo no está realmente pidiendo comida.

Algunas personas toman un tentempié rápido, pero normalmente no es algo que les mantenga llenos. Aquellos que sienten la necesidad de picar con regularidad pueden encontrar el ayuno intermitente para perder peso mucho más difícil. Esto dependerá de cada persona, y algunos se darán un atracón más tarde porque no han sido capaces de comer cuando han sentido hambre. Otros encontrarán fácil pasar horas sin comer, a pesar de empezar a sentir hambre.

Comidas más pequeñas a lo largo del día son mejores para usted

Este mito está relacionado con el de saltarse el desayuno y el de la sensación de hambre. Existe la creencia de que comer comidas más pequeñas con más frecuencia a lo largo del día es mejor que comer comidas más grandes a intervalos intermitentes.

Los estudios no muestran esto en absoluto. Todo se reduce a las calorías. Comer todas las calorías en una sola sesión y comerlas espaciadas a lo largo del día sigue significando que se obtiene la misma cantidad de calorías a lo largo del día. No cambia nada en tu cuerpo. No verás una reducción en tu tasa metabólica y tu cuerpo seguirá quemando las calorías.

Sin embargo, esto dependerá de la persona. Merece la pena recordar el elemento del hambre. Si eres de los que realmente luchan contra las punzadas de hambre, entonces puede que te resulte mucho más difícil hacer comidas más grandes a intervalos intermitentes. Puede que le resulte más fácil hacer comidas más pequeñas a lo largo del día.

Pero esto es sobre una base individual. No es cierta la creencia de que las comidas pequeñas son mejores para las masas.

Otra razón de este mito es la creencia de que la salud se deteriora sin una alimentación regular. Esto suele deberse a que la gente empieza a atiborrarse de alimentos poco saludables cuando siente hambre. Atiborrarse va a ser malo, pero seguir el plan de ayuno intermitente no va a tener un efecto adverso. Piensa en los alimentos que pasan por tus labios y elige opciones saludables y encontrarás los beneficios para tu salud.

Perderás músculo".

El cuerpo entra en modo de inanición y entonces come el músculo en lugar de las grasas almacenadas. Ese es el razonamiento detrás de este mito, pero no es la verdad.

Sin embargo, es fácil ver de dónde viene el mito. El cuerpo puede empezar a ingerir las calorías de los músculos, pero eso suele ocurrir con dietas extremas de choque hasta el punto de apenas ingerir alimentos. También significa que la persona no está haciendo ejercicio para proteger los músculos del cuerpo. Como el peso es tan bajo, el cuerpo comenzará a obtener las calorías de los músculos.

Sin embargo, para el plan intermitente, la dieta no va a causar la pérdida de músculo. La dieta no le da a tu cuerpo la oportunidad de hacer eso! Además, ¡todavía estás recibiendo muchas proteínas para ayudar a construir el músculo mientras pierdes peso!

El ayuno intermitente es popular entre los culturistas. Si significara una pérdida de músculo, ¿crees que realmente seguirían con sus dietas? ¿No cambiarían a algo que no sea tan perjudicial? Los culturistas son capaces de mantener su porcentaje de grasa bajo mientras tienen la energía para hacer los entrenamientos que necesitan para construir sus músculos.

Con esta dieta no estás suprimiendo el ejercicio. No estás reduciendo tus calorías tanto como para que te cueste hacerlo todo. Sólo estás recibiendo tus calorías en puntos estratégicos y no tan a menudo como lo harías con un patrón de alimentación normal.

Su cerebro necesita el combustible constantemente

¿Recuerdas lo anterior sobre el desayuno? Algunos estudios demuestran que los niños y adolescentes trabajan mejor en la escuela si han desayunado. Hay algunas razones para ello, y esas razones han llevado al mito de que el ayuno intermitente hace que el cerebro no reciba el combustible que necesita. Esta dieta puede conducir a la falta de concentración y a la pérdida de memoria.

Lo cierto es que en un cuerpo en desarrollo sí necesita el combustible para ayudar. Los niños y adolescentes que desayunan obtienen la energía que necesitan para su inicio y les resulta más fácil concentrarse. Sus cuerpos necesitan calorías adicionales en comparación con los adultos, a menudo porque están mucho más en movimiento.

En el caso de los adultos, esto no es así. A algunas personas les resulta más fácil concentrarse, pero el cerebro no deja de funcionar. No se corre el riesgo de tener problemas de memoria. Si esto fuera cierto, ¡la raza humana no sería tan grande como es! Basta con pensar en la cantidad de personas que han pasado sin comer a lo largo de la historia y han vivido, se han reproducido y han ayudado a continuar la raza.

La creencia en este mito está vinculada a que el cerebro necesita glucosa (azúcar en sangre). Aunque sí lo necesita, también puede obtener la energía de las proteínas. Al mismo tiempo, el cuerpo es muy bueno para regular todo lo que necesita. Está diseñado así, por lo que 24 horas sin comer no le van a afectar negativamente. Seguirá teniendo la misma cantidad de glucosa para mantener el cerebro en funcionamiento.

La mayor razón por la que la gente cree esto es porque se centran en el hambre. Se meten en la cabeza que no pueden funcionar correctamente, y esto crea un efecto placebo. Si salieran de esa mentalidad, serían capaces de seguir adelante a lo largo del día. Como muchos de los otros mitos, esto depende mucho de cada persona, pero la ciencia está del lado de la dieta.

Aunque los niveles de glucosa en el cuerpo se mantendrán estables, no habrá la misma respuesta por parte del organismo. El páncreas no liberará tanta insulina, así que en lugar del mito contra el cerebro, está la verdad de que el cuerpo se beneficia de menos insulina. Hay un menor riesgo de diabetes de tipo 2.

La salud se ve afectada negativamente

Uno de los mayores mitos que se cuentan es que la salud se verá afectada. Es posible que escuches la frase "*eso no puede ser saludable*", y no es porque no estés comiendo tanto. Es el tipo de comida que estás comiendo.

Existe la creencia de que los que ayunan se atiborrarán de comida cuando se les permita comer. Tomarán toda la comida que no se les ha permitido durante el día y comerán demasiadas calorías. También optarán por el chocolate en lugar de las frutas, por lo que no obtendrán los nutrientes que el cuerpo necesita.

Sin embargo, este no es el caso. Los que siguen una dieta intermitente especialmente diseñada para su pérdida de peso se asegurarán de obtener sus nutrientes. Seguirán un plan de alimentación saludable en las horas en las que pueden comer, por lo que se centran en una buena comida que les llene y les dé energía.

Las dietas no eliminan el agua de la dieta. Las personas pueden beber cuando lo necesiten, lo que a menudo puede ayudarles a combatir las punzadas de hambre. Sus cuerpos no están hambrientos de agua durante horas.

No hay déficit de calorías

Una de las mayores mentiras que existen es que no crearás un déficit de calorías, pero igualmente perderás peso. Este es un mito que sorprendentemente un gran número de personas cree. Si fuera así, las dietas serían curas milagrosas, ¡y no habría nadie con sobrepeso!

Como se ha mencionado anteriormente, las dietas crean un déficit calórico. Sólo que lo hacen de otra manera que las dietas rápidas normales o los planes de alimentación saludable. Por ejemplo, las dietas 5:2 sólo crean un déficit durante dos días. El resto de la semana se vuelve a comer normalmente. Sin embargo, ese déficit de calorías es grande, de unas 1.500-2.000 calorías cada día. Sin embargo, ¡no es suficiente para crear un modo de inanición!

El objetivo de los otros cinco días de esta dieta es seguir un plan saludable y no consumir demasiadas calorías. De esta manera se crea el déficit calórico semanal que ayudará a perder peso una semana de la siguiente. Si una persona se ha excedido en el consumo de calorías a lo largo de la semana, el ayuno no creará el déficit y no habrá una pérdida de peso al final de la semana.

Todas las dietas de ayuno intermitente son así. Todas requieren un plan de alimentación saludable cuando se permite comer. Esto no sólo ayuda a crear el déficit de calorías, sino que también asegura que las personas obtengan todos los nutrientes que necesitan a lo largo de la semana.

No perderás peso porque ganarás músculo

Este es uno de esos extraños mitos que demuestran que la gente no ha hecho realmente sus deberes. La grasa y el músculo son otros dos elementos del cuerpo. Ninguno puede transformarse en el otro. Puedes construir músculo mientras pierdes grasa y el músculo puede volverse flácido y tener un aspecto similar al de la grasa, ¡pero la grasa no se convertirá en músculo!

La idea de que no perderás peso porque tu cuerpo simplemente convertirá el músculo en grasa es ridícula. Incluso la idea de que perderás grasa y ganarás músculo no es completamente cierta. Necesitarás hacer ejercicio para construir y tonificar los músculos. Sí, puedes hacerlo con estas dietas, y construirás algo de músculo, pero no va a reemplazar tu grasa por completo. Se necesita más tiempo para construir el músculo.

El problema son las básculas y la forma en que miden tu peso. Ellas toman una mirada global de tu peso, que puede tener en cuenta la grasa, el músculo, la retención de agua y más, sin separarlos. Si de repente aumentas tus cantidades de ejercicio, no va a ser un crecimiento repentino de músculo, sino que tu cuerpo está compensando la cantidad de ejercicio que ahora haces. Siga ese plan durante un par de semanas y todo se equilibrará para que vuelva a perder peso.

Una libra de músculo y una libra de grasa serán lo mismo. La diferencia es la cantidad de espacio que ambos ocupan en el cuerpo. A menos que estés entrenando para una maratón o una competición de fitness, hay pocas posibilidades de que veas que la cantidad de músculo ocupa el mismo espacio que la grasa.

Recuperarás el peso después

Cuando se trata de dietas de choque, es probable que hayas seguido el plan y luego hayas vuelto a engordar. Esto es común, y hay una razón para ello: vuelves a comer como antes. Las dietas de choque no te ayudan a cambiar tus hábitos.

Las personas que han seguido dietas de larga duración también se encuentran a veces con que ganan peso. Se vuelven complacientes o deciden que no quieren seguir el programa de mantenimiento durante el resto de sus vidas. No es la dieta lo que no ha funcionado, sino su mentalidad y sus decisiones.

Lo mismo ocurre con los planes de pérdida de peso del ayuno intermitente. Si no sigues los planes de mantenimiento, acabarás ganando peso después. Sin embargo, existen planes de mantenimiento porque son estilos de vida a los que puede atenerse durante el resto de su vida. Esto indica que son saludables y útiles para usted.

Los que han descubierto que volvieron a ganar peso probablemente no siguieron el plan. Puede haber sido una elección que hicieron porque querían seguir un plan anterior o puede haber sido una falta de mantenimiento. Una verdad en todo esto es que el mantenimiento es más difícil que la pérdida de peso porque se prolonga mucho más. El problema es que la gente prefiere culpar a los planes que a sus propias acciones.

Las dietas sí funcionan a largo plazo. Están diseñadas para ayudarle a perder peso y mantenerlo a largo plazo. Sólo tienes que tener la motivación y la determinación para conseguirlo.

Un plan no funcionó, así que los otros tampoco lo harán

Hay muchos otros tipos de planes de ayuno intermitente. Muchos creen que como uno no funcionó entonces, los otros tampoco lo harán. Al fin y al cabo, todos tienen la misma idea en cuanto a la alimentación y el déficit de calorías, ¿no?

Esto es completamente erróneo. Algunas dietas serán más fáciles de cumplir para la gente, mientras que otras tienen elementos en los que la gente se centra demasiado y que odia. Tener dos días en los que no se come nada puede parecer demasiado drástico en comparación con reducir las calorías a 500 durante dos días a la semana. Del mismo modo, comer sólo 500 calorías durante dos días puede parecer demasiado duro para aquellos que prefieren comer en un período de ocho horas los siete días de la semana.

Sólo puedes tener en cuenta a ti mismo y tus preferencias. Observa tus patrones de alimentación actuales y prueba las otras dietas, con la que te parezca más favorable primero. Sopésalas todas y asegúrate de hacer el esfuerzo.

Al mismo tiempo, tendrá que tener la determinación de tener éxito. Demasiada gente se pone a dieta creyendo que no va a funcionar y luego le resulta muy difícil cumplirla. Encuentran cualquier razón para que no funcionen. Si se inicia con una mentalidad negativa, no descubrirá que las dietas le ayudan a perder peso y a mantenerlo después.

¿Debe seguir una dieta de ayuno intermitente?

Teniendo en cuenta todos estos mitos, ¿es esto algo que debería seguir para su pérdida de peso? No es tan fácil decir sí o no. Esto realmente dependerá de usted como individuo.

Ahora que ya conoces la verdad detrás de los mitos, depende de ti si crees que es una dieta que puedes cumplir. No hay restricciones estrictas en cuanto al tipo de alimentos que puedes comer, sino en cuanto a las horas en que puedes comerlos. Tendrás que ser estricto contigo mismo en cuanto a la cantidad de calorías que debes ingerir en determinados días si sigues dietas como la 5:2 o si te limitas a comer sólo durante determinadas horas del día.

En general, podrías descubrir que las dietas son buenas para tu salud. Aunque reduzcas las horas en las que comes, no estás eliminando por completo los nutrientes o las calorías. Simplemente los ingieres en otros momentos del día. Puede resultar muy tentador picar.

Si necesita comer regularmente por necesidades médicas (como la toma de medicamentos), es probable que este no sea un plan de pérdida de peso para usted. Sin embargo, saltarse una comida y tomar sus calorías más tarde no afectará a una persona sana normal. No entrarás en modo de inanición, ¡y no harás que tu cerebro deje de funcionar!

Es una dieta que vale la pena considerar. Todos los programas de pérdida de peso tienen sus pros y sus contras, pero la mayoría de los contras de éste están rodeados de mitos. Sólo recuerde siempre que debe elegir la dieta que mejor funcione para usted. Los efectos pueden variar, pero asegúrese de no comprometer su salud al pasar por las opciones.

FAQ

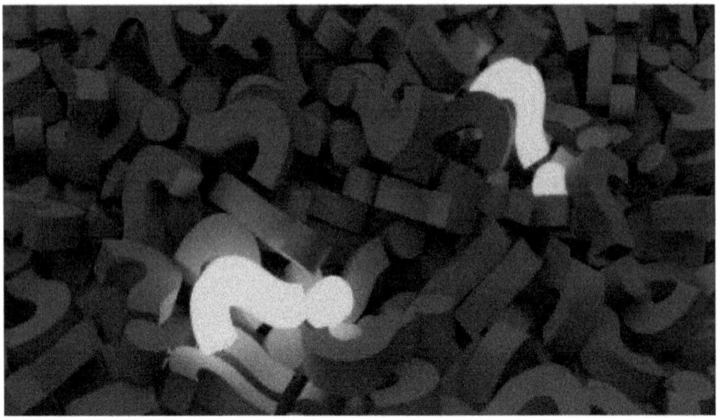

¿Cómo modera el ayuno intermitente el envejecimiento?

Los científicos señalan que el ayuno intermitente puede ayudar a las personas a combatir el peso, la diabetes y las infecciones cardiovasculares, enfermedades que son factores de riesgo para las enfermedades relacionadas con la edad, por ejemplo, el Alzheimer. La limitación ocasional de alimentos reduce el agravamiento del cerebro y protege las células nerviosas, como se ha demostrado en estudios con animales. Además, inicia la autofagia, un procedimiento celular por el que el organismo detiene y reutiliza las partes celulares destruidas. Avanza la emisión de la hormona del crecimiento humano, que ayuda a perder peso y aumenta la quema de grasa.

¿Podría hacer ejercicio en ayunas?

Las investigaciones demuestran quehacer ejercicio junto con la IF puede reforzar las ventajas médicas de ambos regímenes. En un estudio de 12 semanas en el que se utilizó la convención 5:2 (cinco días de alimentación ordinaria, seguidos de dos días de calorías limitadas), los miembros que siguieron una rutina de actividad experimentaron una reducción de peso más notable que los individuos que sólo hicieron ejercicio o ayunaron. Algunos especialistas en IF sugieren ayunar a medio plazo y hacer ejercicio hacia el principio del desayuno del día anterior. Tras el ayuno a medio plazo, las reservas de glucógeno de los músculos se agotan. De esta manera, su cuerpo consume más grasa para alimentar el ejercicio.

¿Podría el ayuno intermitente ayudar con la diabetes?

Prácticamente el 10% de los estadounidenses y canadienses padecen diabetes de tipo 2, que puede ir acompañada de otras auténticas dolencias y de una muerte prematura, o conducir a ellas. Cada vez hay más investigaciones que demuestran que el ayuno intermitente puede ayudar a acabar con el progreso de la diabetes de tipo 2. Algunos especialistas recomiendan que el ayuno intermitente puede eliminar la necesidad de insulina y controlar los niveles de glucosa en sangre. El British Medical Journal distribuyó un informe de un caso en el que unos hombres ayunaban -sin consumir apenas calorías- en días alternos, y al mes de comenzar el ayuno intermitente, estas personas dejaron de administrarse auto inyecciones de insulina. Después de diez meses en la rutina de la FI, los hombres perdieron mucho peso y sus lecturas de glucosa en sangre cayeron, y tuvieron la opción de disminuir sus medicamentos para la diabetes. Este tipo de medicación para las enfermedades existentes sólo debe hacerse bajo la dirección de un profesional de la salud.

¿Hasta qué punto es necesario aclimatarse al ayuno intermitente?

Según la profesora de nutrición y científica del ayuno Krista Varady, su cuerpo puede necesitar al menos cinco días para cambiar de acuerdo con el ejemplo de alimentación y ayuno. Los especialistas recomiendan a los principiantes que empiecen con ventanas de alimentación más grandes y que amplíen progresivamente los periodos de ayuno para que el cambio sea más sencillo. Recomiendan que sentir un poco de antojo es algo que hay que agradecer, ya que ayuda a cultivar una asociación cuerpo-persona más profunda.

¿Hay alguna diferencia entre comer temprano o tarde en el día?

Las investigaciones proponen firmemente que las horas a las que se come son tan importantes como los alimentos que se ingieren. Debido a los ritmos circadianos, la afectabilidad de la insulina está en su punto álgido al principio del día y disminuye a medida que éste avanza. Comer más tarde puede alterar el ritmo circadiano y elevar el peligro de diabetes tipo 2 después de algún tiempo. Las comidas nocturnas suelen desencadenar una mayor introducción de insulina que las comidas más tempranas. Enormes grupos de escritos plausibles vinculan el hecho de comer por la noche con mayores peligros de obesidad, enfermedades cardiovasculares, diabetes e incluso enfermedades. Una meta-investigación en la *Revisión Anual en Nutrición se* refiere a los exámenes de observación que muestran la admisión calórica e arle en el día puede aliviar el peligro de estas enfermedades incesantes.

¿Qué podría comer o beber durante el ayuno?

El ayuno intermitente no es una rutina de alimentación; es una cuestión de cuándo comer o no comer alimentos y bebidas con calorías. Lo que consuma durante sus períodos de ayuno depende de sus objetivos de salud. Puede decidir eliminar todos los alimentos o refrescos, pero esto no es vital. Sea cual sea el modelo de FI que siga, el agua y otras bebidas no calóricas son siempre una alternativa.

Si decide consumir alimentos durante las horas de ayuno, limite su consumo energético diario a 600 calorías o menos. Un poco de azúcar o leche en su café expreso de vez en cuando no perjudicará su ayuno. El maestro y creador del ayuno, el Dr. Jason Fung, desaconseja los refrescos dietéticos durante el ayuno. Aunque no tienen calorías, los sustitutos del azúcar influyen en los niveles de insulina y estimulan el deseo de comer. Gin Stephens, otro maestro del ayuno, expresa que los líquidos ricos en proteínas, por ejemplo, un caldo de huesos puede obstruir la autofagia, que el ayuno adelanta.

¿Qué debo comer cuando no estoy en ayunas?

Puede comer y beber lo que quiera durante su periodo de alimentación. Los especialistas en alimentación coinciden en que se beneficiará más del ayuno intermitente si acepta un plan de alimentación que incorpore fuentes de alimentos enteros y poco preparados. Los alimentos ricos en fibra y proteínas le ayudan a sentirse más lleno, por lo que puede ser feliz con menos. Reducir los carbohidratos refinados y los alimentos grasos puede ayudar a reducir el estrés y avanzar en la reducción de peso. Es significativo no darse un capricho cuando termine su tiempo de ayuno, ya que esto podría causar dolores de estómago y dañar sus objetivos de salud.

¿Cómo puedo controlar la niebla cerebral o la debilidad durante el ayuno?

Manténgase hidratado bebiendo mucha agua cada día, en ayunas o no. Algunos nutricionistas sostienen que, sin calorías, el café negro puede ayudar a mantener la energía y la fijación. Los sistemas de mantenimiento, por ejemplo, la meditación, pueden igualmente ayudar con la niebla cerebral, probar el ejercicio de bajo impacto o la actividad física ligera. Algunas personas experimentan más energía y lucidez con la FI.

¿Tengo que dejar de salir a comer con los amigos para seguir con la se?

Una de las numerosas ventajas del ayuno intermitente es su adaptabilidad. Esto ayuda a las personas a mantener sus horarios de alimentación y ayuno. Puede modificar su plan de alimentación según sus planes sociales. Si se desvía periódicamente, vuelva a centrarse cuando pueda. Aunque debe recordar sus objetivos de salud, no es necesario que se convierta en un esclavo de ellos, la FI es una dirección de vida que puede ajustar a su propio calendario personal. En cualquier caso, consulte a su médico para asegurarse de que el ayuno intermitente es adecuado para usted.

CAPÍTULO CUARTO

RECETAS DELICIOSAS Y SALUDABLES PARA EL AYUNO INTERMITENTE

Ii últimamente te has lanzado a la moda del ayuno intermitente temporal, debes estar reflexionando sobre los alimentos que puedes comer. En este subcapítulo, vamos a difundir un par de recetas básicas de ayuno intermitente que puede evaluar siempre que cocine. Asimismo, hemos incluido planes de ayuno intermitente para los amantes de las verduras, ¡para aquellos que decidan abandonar la carne!

Recetas de ayuno intermitente

Como se suele decir, el desayuno es la comida más importante del día. Es más, esto es particularmente así ya que será la comida con la que romperás el ayuno. Aquí hay algunas recetas nutritivas para el desayuno, el almuerzo, la cena, el postre y los bocadillos del ayuno intermitente que puede evaluar siempre que esté en la cocina.

Desayuno

Calabacín al estilo chino con jengibre

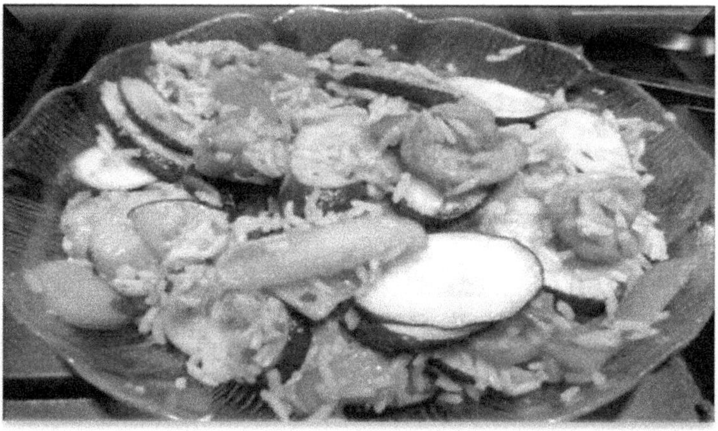

Datos nutricionales

Porciones por envase	10
Total de la preparación	10 minutos
Tamaño de la porción 2/3 de taza (55g)	
Cantidad por porción Calorías	 20
	% de valor diario
Grasa total 8g	6%
Grasas saturadas 1g	2%

Grasas trans 0g	-
Colesterol	0%
Sodio 160mg	9%
Carbohidratos totales 37g	50%
Fibra dietética 4g	2
Azúcar total 12g	-
Proteína 3g	
Vitamina C 2mcg	1%
Calcio 260mg	8%
Hierro 8mg	17%
Potasio 235mg	8%

Ingredientes

- 1 cucharadita de aceite
- 1 libra de calabacines cortados en rodajas de 1/4 de pulgada
- 1/2 taza de caldo vegetariano
- 2 cucharaditas de salsa de soja ligera
- 1 cucharadita de jerez seco
- 1 cucharadita de aceite de sésamo tostado

Instrucciones:

- Calentar un wok grande o una sartén pesada a fuego alto hasta que esté bien caliente y añadir el aceite. Cuando el aceite esté caliente, añade el calabacín y el jengibre.
- Saltear 1 minuto.
- Añadir el caldo, la salsa de soja y el jerez.
- Saltear a fuego fuerte hasta que el caldo se reduzca un poco y el

calabacín esté crujiente.

- Retirar del fuego, rociar con aceite de sésamo y servir

Desayuno Batido de bayas súper antioxidantes

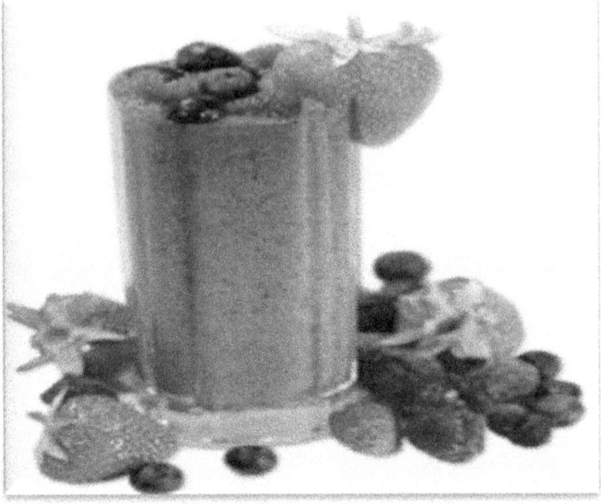

Datos nutricionales

Porciones por envase	5
Total de la preparación	10 minutos
Tamaño de la porción 4 taza (20g)	
Cantidad por porción Calorías	 20
	% de valor diario
Grasa total 2g	5%
Grasas saturadas 2g	4%
Grasas trans 7g	-

Colesterol	2%
Sodio 7mg	9%
Carbohidratos totales 20g	20%
Fibra dietética 4g	20%
Azúcar total 12g	-
Proteína 3g	
Vitamina C 2mcg	15%
Calcio 260mg	7%
Hierro 8mg	4%
Potasio 235mg	1%

Ingredientes

- 1 taza de agua filtrada
- 1 naranja entera, pelada, sin semillas y cortada en trozos
- 2 tazas de frambuesas o moras congeladas
- 1 cucharada de bayas de goji
- 1 1/2 cucharadas de semillas de cáñamo o de proteína vegetal en polvo
- 2 tazas de verduras de hoja verde (perejil, espinacas o col rizada)

Instrucciones:

- Licuar a velocidad alta hasta que esté suave
- Servir y beber inmediatamente

Sorpresa de pepino y tomate

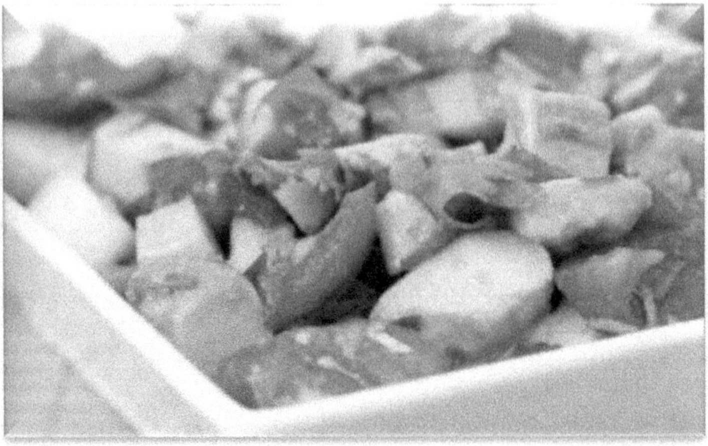

Datos nutricionales

Porciones por envase	5
Total de la preparación	10 minutos
Tamaño de la porción 2/3 de taza (55g)	
Cantidad por porción Calorías	 2
	% de valor diario
Grasa total 20g	17%
Grasas saturadas 2g	1%
Grasas trans 1,2g	-
Colesterol	20%

Sodio 55mg	12%
Carbohidratos totales 14g	50%
Fibra dietética 4g	8%
Azúcar total 2g	-
Proteína 7g	
Vitamina C 2mcg	10%
Calcio 20mg	2%
Hierro 1mg	5%
Potasio 210mg	7%

Ingredientes

- Picado de 1 tomate mediano
- 1 pepino pequeño pelado en tiras y picado
- 1 aguacate grande cortado en cubos
- 1 medio limón o lima exprimido
- ½ cucharadita de sal del Himalaya o sal real
- 1 cucharadita de aceite de oliva original, aceite MCT o aceite de coco

Instrucciones:

- Mezclar todo y disfrutar
- Este plato sabe aún mejor después de reposar entre 40 y 60 minutos
- Si se desea, se puede mezclar para hacer una sopa.

Rollos de aguacate Nori

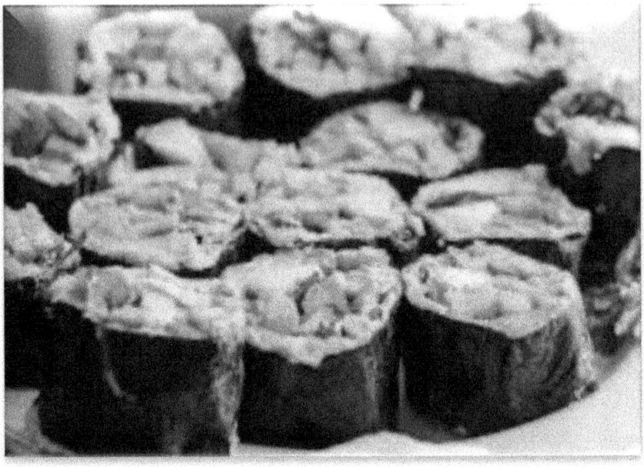

Datos nutricionales

Porciones por envase	10
Total de la preparación	10 minutos
Tamaño de la porción 2/3 de taza (70g)	
Cantidad por porción Calorías	 15
	% de valor diario
Grasa total 2g	10%
Grasas saturadas 1g	9%
Grasas trans 10g	-
Colesterol	1%

Sodio 70mg	5%
Carbohidratos totales 22g	40%
Fibra dietética 4g	2%
Azúcar total 12g	-
Proteína 3g	
Vitamina C 2mcg	2%
Calcio 260mg	7%
Hierro 8mg	2%
Potasio 235mg	4%

Ingredientes

- 2 hojas de sushi nori crudo o tostado
- 1 hoja grande de romana cortada por la mitad a lo largo del lomo
- 2 cucharaditas de pasta de miso picante
- 1 aguacate, pelado y en rodajas
- ½ pimiento rojo, amarillo o naranja, cortado en juliana
- ½ pepino, pelado, sin semillas y en juliana
- ½ taza de chucrut crudo
- ½ zanahoria, remolacha o calabacín, rallados
- 1 taza de alfalfa o brotes verdes favoritos
- 1 bol pequeño de agua para sellar el rollo

Instrucciones:

- Coloca una hoja de nori sobre una esterilla para enrollar sushi o un paño, alineándola en el extremo más cercano a ti.
- Coloque la hoja de romana en el borde del nori con el lomo más cercano a usted.

- Unte la pasta de miso picante en la lechuga romana
- Alinear la hoja con todos los ingredientes en orden descendente, colocando los brotes en último lugar
- Enrolla la hoja de Nori en dirección contraria a ti, metiendo los ingredientes con los dedos y sella el rollo con agua o pasta de miso picante. Corta el rollo en 6 u 8 rodajas.

TORTITAS DE ARCE Y JENGIBRE

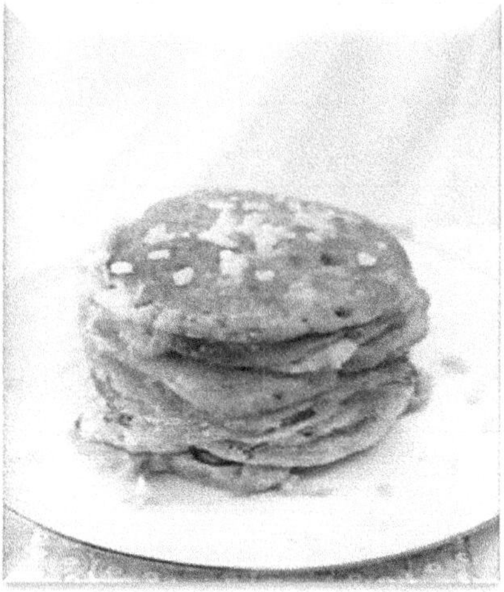

Datos nutricionales

Porciones por envase	4
Total de la preparación	10 minutos
Tamaño de la porción 2/3 de taza (20g)	
Cantidad por porción Calorías	 20
	% de valor diario
Datos totales 10g	10%
Grasas saturadas 0g	7%
Grasas trans 2g	-

Colesterol	3%
Sodio 10mg	2%
Carbohidratos totales 7g	3%
Fibra dietética 2g	4%
Azúcar total 1g	-
Proteína 3g	
Vitamina C 2mcg	10%
Calcio 260mg	20%
Hierro 8mg	30%
Potasio 235mg	6%

Ingredientes

- 1 o 2 tazas de harina
- 1 cucharada de levadura en polvo
- 1/2 cucharada de sal kosher
- 1/4 de cucharada de jengibre molido
- 1/4 de cucharada de especia de pastel de calabaza
- 1/3 de taza de jarabe de arce
- 2/4 de taza de agua
- Mezclar 1/4 de taza + 1 cucharada de rodajas de jengibre cristalizado

Instrucciones:

- En un recipiente limpio, mezcle las cinco primeras recetas
- Añada la harina con el jarabe y el agua y remuévalos juntos, después añada el jengibre picado y remuévalos hasta que estén bien combinados.
- Caliente la sartén y úntela con spray antiadherente

- Verter 1/4 de taza de la masa y dejar que se caliente hasta que se formen burbujas. Deje que se cocine hasta que se dore
- Servir caliente y coronado con una capa de mantequilla vegana, un chorrito de jarabe de arce y adornado con jengibre confitado picado.

Galletas de chocolate masticables

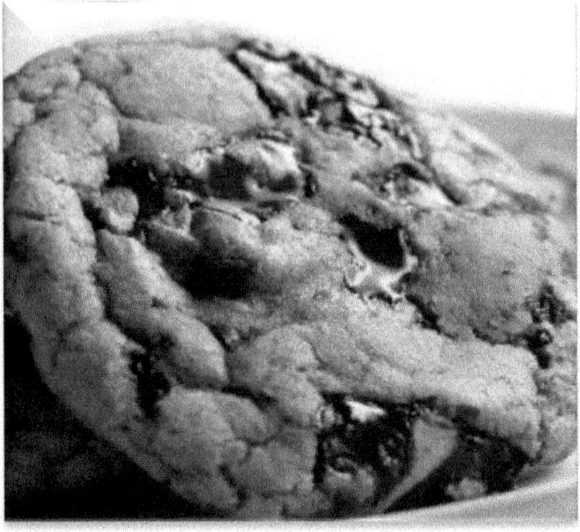

Datos nutricionales

Porciones por envase	10
Total de la preparación	10 minutos
Tamaño de la porción 2/3 de taza (40g)	
Cantidad por porción Calorías	 10
	% de valor diario
Grasa total 10g	2%
Grasas saturadas 1g	5%
Grasas trans 0g	-

Colesterol	15%
Sodio 120mg	8%
Carbohidratos totales 21g	10%
Fibra dietética 4g	1%
Azúcar total 1g	0%
Proteína 6g	
Vitamina C 2mcg	7%
Calcio 210mg	51%
Hierro 8mg	1%
Potasio 235mg	10%

Ingredientes

- 1 taza de mantequilla vegana, ablandada
- ½ taza de azúcar blanco
- ½ taza de azúcar moreno
- ¼ de taza de leche sin lácteos
- 1 cucharadita de vainilla
- 2 ¼ tazas de harina
- ½ cucharadita de sal
- 1 cucharadita de bicarbonato de sodio
- 12 onzas de chips de chocolate sin leche

Instrucciones:

- Precaliente el horno a 350°F.
- En un cuenco grande, mezcle la mantequilla, el azúcar blanco y el azúcar moreno hasta que estén ligeros y esponjosos. Incorpore lentamente la leche sin lácteos y, a continuación, añada la vainilla

para obtener una mezcla cremosa.

- En un recipiente aparte, combine la harina, la sal y el bicarbonato.
- Hay que añadir esta mezcla seca a la mezcla líquida y removerla bien. Incorpora las pepitas de chocolate.
- Deje caer una pequeña cucharada de la masa en las bandejas de galletas antiadherentes y hornee durante 9 minutos.

Almuerzo

Brownies de caramelo

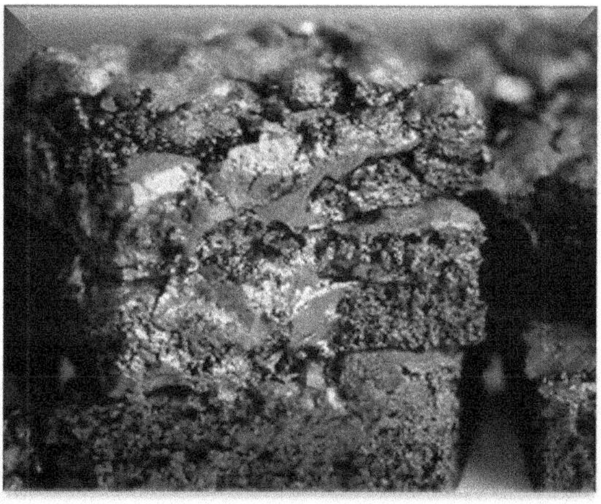

Datos nutricionales

Porciones por envase	9
Total de la preparación	10 minutos
Tamaño de la porción 2/3 de taza (70g)	
Cantidad por porción Calorías	 10
	% de valor diario
Grasa total 20g	2%

Grasas saturadas 2g	10%
Grasas trans 4g	-
Colesterol	10%
Sodio 50mg	12%
Carbohidratos totales 7g	20%
Fibra dietética 4g	7%
Azúcar total 12g	-
Proteína 3g	
Vitamina C 2mcg	19%
Calcio 260mg	20%
Hierro 8mg	8%
Potasio 235mg	6%

Ingredientes

- 2 tazas de harina
- 2 tazas de azúcar
- ½ taza de cacao en polvo
- 1 cucharadita de polvo de hornear
- ½ cucharadita de sal
- 1 taza de aceite vegetal
- 1 taza de agua
- 1 cucharadita de vainilla
- 1 taza de chispas de chocolate sin leche (opcional)
- ½ taza de nueces picadas (opcional)

Instrucciones:

- Precaliente el horno a 350°F y engrase un molde para hornear de 9 x 13 pulgadas.
- Añadir los ingredientes secos en un bol para mezclar. Bata los ingredientes húmedos y agréguelos a los ingredientes secos.
- Si lo desea, añada a la mezcla la mitad de las pepitas de chocolate y las nueces picadas. Vierta la mezcla en el molde preparado y espolvoree con el resto de las chispas de chocolate y las nueces, si las utiliza.
- Para los brownies tipo caramelo, hornear durante 20-25 minutos. Para brownies tipo pastel, hornear 25-30 minutos. Deje que los brownies se enfríen ligeramente antes de servirlos.

GACHAS DE QUINOA CON GRANADA

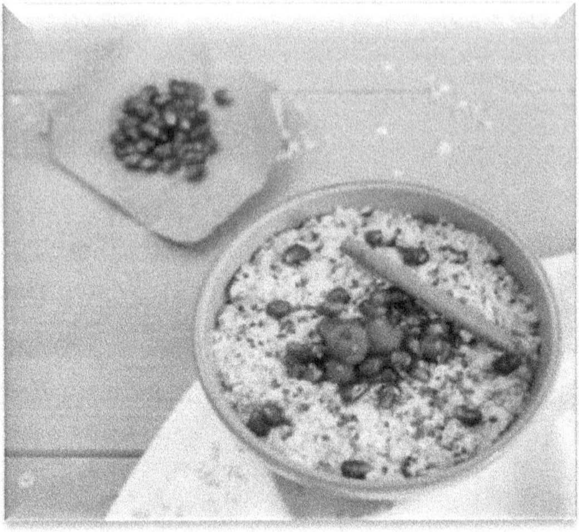

Datos nutricionales

Porciones por envase	4
Total de la preparación	10 minutos
Tamaño de la porción 2/3 de taza (40g)	
Cantidad por porción Calorías	 22
	% de valor diario
Grasa total 12g	20%
Grasas saturadas 2g	4%
Grasas trans 01g	1.22%

Colesterol	22%
Sodio 170mg	10%
Carbohidratos totales 34g	22%
Fibra dietética 5g	14%
Azúcar total 7g	-
Proteína 3g	
Vitamina C 2mcg	10%
Calcio 260mg	20%
Hierro 0mg	40%
Potasio 235mg	6%

Ingredientes

- 1 1/2 taza de copos de quinoa
- 2 1/2 cucharaditas de canela
- 1 cucharadita de extracto de vainilla
- 10 ciruelas orgánicas, deshuesadas y cortadas en 1/4
- 1 pulpa de granada
- 1/4 de taza de coco desecado
- Manzanas guisadas
- Copos de coco para decorar

Instrucciones:

- Poner la quinoa y la leche de almendras en una cacerola, y remover a fuego medio o bajo durante 9 minutos, hasta que esté suave
- Añadir canela, coco desecado y extracto de vainilla y probar
- Deshuesar las ciruelas y cortarlas en cuartos, añadirlas a las

gachas y mezclarlas bien

- Servir en cuencos individuales
- Añade una cucharada de manzanas guisadas (consulta la receta más abajo), granadas, ciruelas pasas y copos de coco
- ¡Listo para comer!

Manzanas guisadas

- Pelar, descorazonar, cortar en rodajas las manzanas y ponerlas en una cacerola con agua
- Cocinar las manzanas a fuego medio, hasta que estén muy blandas
- Retirar del fuego, escurrir y triturar las manzanas
- Listo para servir y disfrutar de su desayuno!

Sopa de maíz dulce

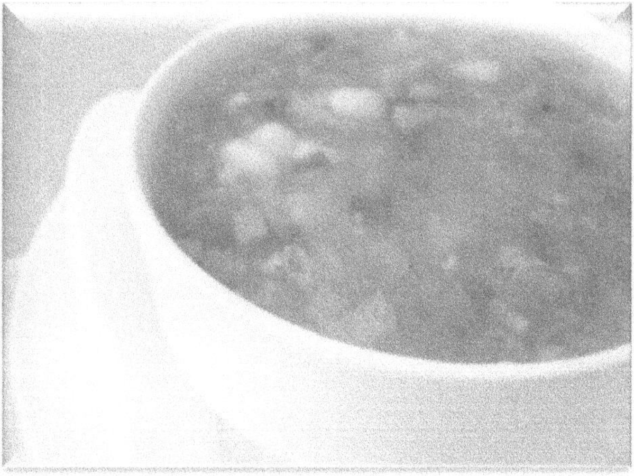

Datos nutricionales

Porciones por envase	4
Total de la preparación	10 minutos
Tamaño de la porción 2/3 de taza (50g)	
Cantidad por porción Calorías	120
	% de valor diario
Grasa total 2g	5%
Grasas saturadas 0g	8%
Grasas trans 2g	1.20%

Colesterol	2%
Sodio 16mg	7%
Carbohidratos totales 7g	10%
Fibra dietética 4g	10%
Azúcar total 12g	-
Proteína 3g	
Vitamina C 2mcg	10%
Calcio 260mg	20%
Hierro 20mg	25%
Potasio 235mg	8%

Ingredientes

- 6 mazorcas de maíz
- 1 cucharada de aceite de maíz
- 1 cebolla pequeña
- 1/2 taza de raíz de apio rallada
- 7 tazas de agua o caldo de verduras
- Añadir sal al gusto

Instrucciones:

- Desgranar el maíz y cortar los granos
- En una olla grande para sopa ponga el aceite, la cebolla, la raíz de apio y una taza de agua
- Deja que esa mezcla se cocine a fuego lento hasta que la cebolla esté blanda
- Añade el maíz, la sal y el agua restante y llévalo a ebullición
- Enfriar brevemente y luego hacer un puré en una licuadora, luego esperar a que se enfríe antes de pasarlo por un molino de

alimentos.

- Vuelve a calentar y añade sal y pimienta al gusto.

ENSALADA MEXICANA DE AGUACATE

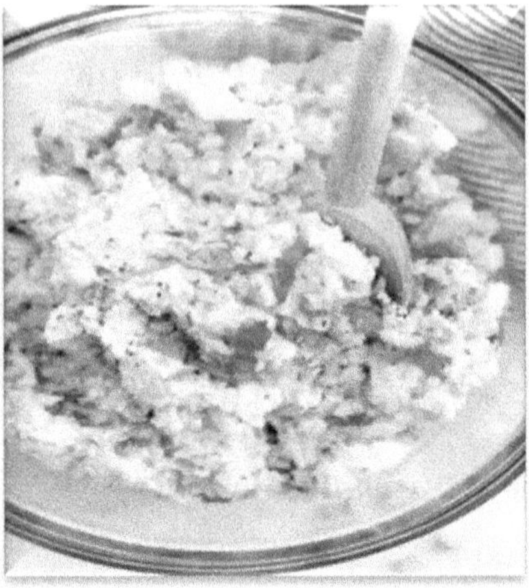

Datos nutricionales

Porciones por envase	6
Total de la preparación	10 minutos
Tamaño de la porción 2/3 de taza (70g)	
Cantidad por porción Calorías	 120
	% de valor diario
Grasa total 8g	10%
Grasas saturadas 1g	8%
Grasas trans 0g	21

Colesterol	22%
Sodio 16mg	7%
Carbohidratos totales 7g	13%
Fibra dietética 4g	14%
Azúcar total 1g	-
Proteína 2g	
Vitamina C 1mcg	1%
Calcio 260mg	20%
Hierro 2mg	25%
Potasio 235mg	6%

Ingredientes

- 24 tomates cherry, cortados en cuartos
- 2 cucharadas de aceite de oliva virgen extra
- 4 cucharaditas de vinagre de vino tinto
- 2 cucharaditas de sal
- ¼ de cucharadita de pimienta negra recién molida
- Picado suavemente ½ cebolla amarilla o blanca mediana
- 1 jalapeño, sin semillas y finamente picado
- 2 cucharadas de cilantro fresco picado
- ¼ de cabeza mediana de lechuga iceberg, cortada en cintas de ½ pulgada
- Picado 2 aguacates Hass maduros, sin semillas y pelados

Instrucciones:

- Añade los tomates, el aceite, el vinagre, la sal y la pimienta en un bol mediano. Agregue la cebolla, el jalapeño y el cilantro; mezcle bien

- Poner la lechuga en un plato y cubrir con el aguacate
- Colocar la mezcla de tomate por encima y servir.

DELICIOSO PAD THAI CRUDO

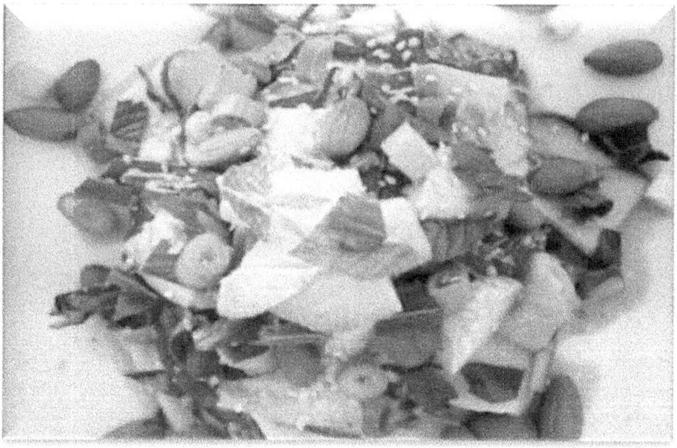

Datos nutricionales

Porciones por envase	3
Total de la preparación	10 minutos
Tamaño de la porción 2/3 de taza (77g)	
Cantidad por porción Calorías	210
	% de valor diario
Grasa total 3g	10%
Grasas saturadas 2g	8%
Grasas trans 7g	-

Colesterol	O%
Sodio 120mg	7%
Carbohidratos totales 77g	10%
Fibra dietética 4g	14%
Azúcar total 12g	-
Proteína 3g	
Vitamina C 1mcg	20%
Calcio 260mg	20%
Hierro 2mg	41%
Potasio 235mg	1%

Ingredientes

- 2 calabacines grandes
- ¼ de col roja cortada en rodajas finas
- ¼ de taza de hojas de menta fresca picada
- Cortar 1 cebolleta en rodajas
- Pelado y cortado en rodajas ½ aguacate
- 10 almendras crudas
- 4 cucharadas de semillas de sésamo Aderezo
- ¼ de taza de mantequilla de cacahuete
- 2 cucharadas de tahini
- 2 limones, exprimidos
- 2 cucharadas de tamari / salsa de soja reducida en sal y añadir ½ chile verde picado

Instrucciones:

- Recoger los ingredientes del aliño en un recipiente

- Poner la tapa y agitar muy bien para mezclar. A mí me gusta que el mío sea agradable y suave, sin embargo puedes incluir un chorrito de agua filtrada si se ve excesivamente espeso.
- Con una mandolina o un pelador de verduras, retire una parte externa de la piel de cada calabacín y deséchela.
- Combine las tiras de calabacín, la col y el aderezo en un tazón grande y mezcle bien
- Dividir la mezcla de calabacín entre dos platos o cuencos
- Añada los ingredientes restantes y disfrútelo.

MOSCA DE COL RIZADA Y ARROZ SALVAJE

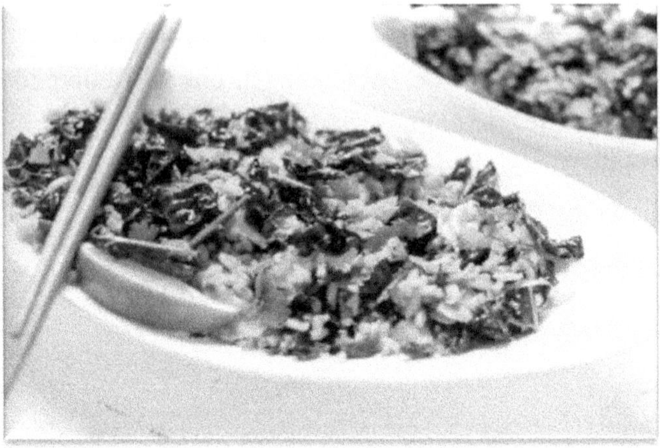

Datos nutricionales

Porciones por envase	3
Total de la preparación	10 minutos
Tamaño de la porción 2/3 de taza (80g)	
Cantidad por porción Calorías	 220
	% de valor diario
Grasa total 5g	22%
Grasas saturadas 1g	8%
Grasas trans 0g	-
Colesterol	0%

Sodio 200mg	7%
Carbohidratos totales 12g	2%
Fibra dietética 1g	14%
Azúcar total 12g	-
Proteína 3g	
Vitamina C 2mcg	10%
Calcio 20mg	1%
Hierro 2mg	2%
Potasio 235mg	6%

Ingredientes

- 1 cucharada de aceite de oliva virgen extra
- ¼ de cebolla cortada en dados
- 3 zanahorias, cortadas en rodajas de ½ pulgada
- 2 tazas de setas variadas
- 2 manojos de col rizada, cortados en trozos pequeños
- 2 cucharadas de zumo de limón
- 2 cucharadas de copos de chile, más si se desea
- 1 cucharada de Braggs Liquid Aminos
- 2 tazas de arroz salvaje, cocido

Instrucciones:

- En una sartén grande, calentar el aceite al fuego. Incluya la cebolla y cocínela hasta que esté translúcida, de 35 a 10 minutos.
- Incluya las zanahorias y saltee durante otros 2 minutos. Incluya los champiñones y cocine durante 4 minutos. Incluya la col rizada, el zumo de limón, los copos de chile y Braggs. Cocine hasta que

la col rizada esté ligeramente marchita.

- Sírvelo sobre arroz salvaje y disfruta de tu almuerzo.

Cena

Pasta cremosa de aguacate

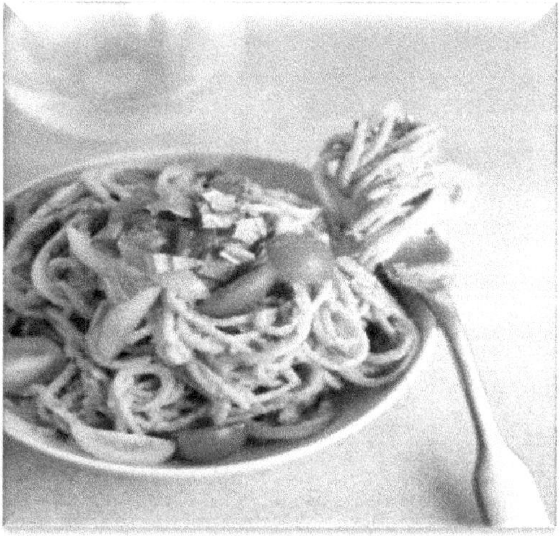

Datos nutricionales

Porciones por envase	7
Total de la preparación	10 minutos
Tamaño de la porción 2/3 de taza (25g)	
Cantidad por porción Calorías	 19
	% de valor diario

Grasa total 8g	300%
Grasas saturadas 1g	40%
Grasas trans 0g	20%
Colesterol	6%
Sodio 210mg	3%
Carbohidratos totales 22g	400%
Fibra dietética 4g	1%
Azúcar total 12g	02.20%
Proteína 3g	
Vitamina C 2mcg	20%
Calcio 10mg	6%
Hierro 4mg	7%
Potasio 25mg	6%

Ingredientes

- 340 g / 12 oz. de espaguetis
- 2 aguacates maduros, partidos por la mitad, sin semillas y bien pelados
- 1/2 taza de hojas de albahaca fresca
- 3 dientes de ajo
- 1/3 de taza de aceite de oliva
- 2-3 cucharaditas de zumo de limón recién exprimido
- Añadir sal marina y pimienta negra, al gusto
- 1,5 tazas de tomates cherry cortados por la mitad

Instrucciones:

1. En una olla grande con agua salada hirviendo, cocine la pasta según el paquete. Cuando esté al dente, escúrrela y resérvala.
2. Para hacer la salsa de aguacate, combine los aguacates, la albahaca, el ajo, el aceite y el zumo de limón en el procesador de alimentos. Bata a velocidad alta hasta que esté suave. Sazone con sal y pimienta al gusto.
3. En un tazón grande, combine la pasta, la salsa de aguacate y los tomates cherry hasta que se cubran uniformemente.
4. Para servir, añada más tomates cherry, albahaca fresca o ralladura de limón.
5. Mejor cuando está fresco. El aguacate se oxida con el tiempo, así que guarde las sobras en un recipiente tapado en la nevera hasta un día.

WRAPS VEGANOS DE JUDÍAS NEGRAS

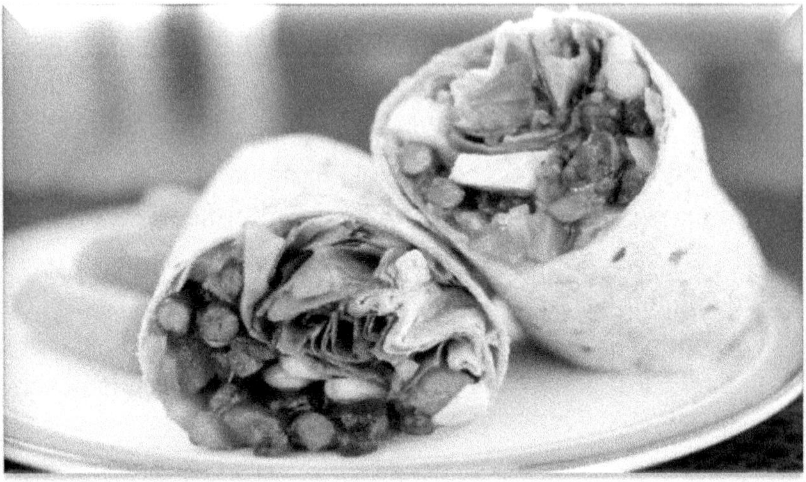

Datos nutricionales

Porciones por envase	5
Total de la preparación	10 minutos
Tamaño de la porción 2/3 de taza (27g)	
Cantidad por porción Calorías	 200
	% de valor diario
Grasa total 8g	1%
Grasas saturadas 1g	2%
Grasas trans 0g	2%

Colesterol	2%
Sodio 240mg	7%
Carbohidratos totales 12g	2%
Fibra dietética 4g	14%
Azúcar total 12g	01.21%
Proteína 3g	
Vitamina C 2mcg	2%
Calcio 20mg	1%
Hierro 7mg	2%
Potasio 25mg	6%

Ingredientes

- 1 1/2 tazas de judías (germinadas y cocidas)
- 2 zanahorias
- 1 o 2 tomates
- 2 aguacates
- 1 mazorca de maíz
- 1 Col rizada
- 2 ó 3 ramas de apio
- 2 caquis
- 1 Cilantro

Vestirse:

- 1 caqui Hachiya (o medio mango)
- Zumo de 1 limón
- 2 ó 3 cucharadas de aceite de oliva original

- 1/4 de taza de agua limpia
- 1 o 2 cucharaditas de jengibre fresco rallado
- 1/2 cucharadita de sal

Instrucciones:

- Germinar y cocer las judías negras
- Pica todos los ingredientes y mézclalos en un recipiente limpio con los frijoles negros
- Mezclar todos los ingredientes del aliño y verterlo en la ensalada
- Sirve una cucharada en una hoja de lechuga limpia que puedas enrollar fácilmente en un envoltorio. La mayoría de la gente utiliza lechuga iceberg o romana.

PASTA DE CALABACÍN CON SALSA PESTO

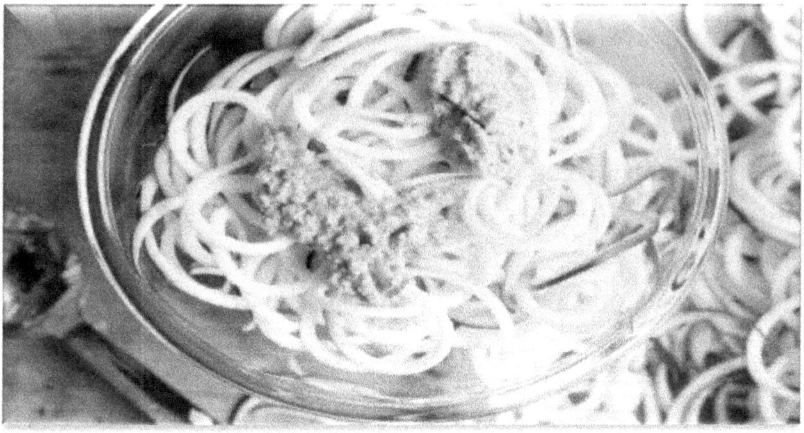

Datos nutricionales

Porciones por envase	5
Total de la preparación	10 minutos
Tamaño de la porción 2/3 de taza (20g)	
Cantidad por porción Calorías	100
	% de valor diario
Grasa total 8g	12%
Grasas saturadas 1g	2%
Grasas trans 0g	20%

Colesterol	2%
Sodio 10mg	7%
Carbohidratos totales 7g	2%
Fibra dietética 2g	14%
Azúcar total 1g	01.20%
Proteína 3g	
Vitamina C 2mcg	10%
Calcio 240mg	1%
Hierro 2mg	2%
Potasio 25mg	6%

Ingredientes

- 1 ó 2 calabacines medianos (haga fideos con una mandolina o un espiralizador)
- 1/2 cucharadita de sal

Para el pesto

- 1/4 de taza de anacardos remojados
- 1/4 de taza de piñones remojados
- 1/2 taza de espinacas
- 1/2 taza de guisantes, que pueden ser frescos o congelados
- 1/4 de taza de brócoli
- 1/4 de taza de hojas de albahaca
- 1/2 aguacate
- 1 o 2 cucharadas de aceite de oliva original
- 2 cucharadas de levadura nutricional
- 1/2 cucharadita de sal
- Pizca de pimienta negra

Instrucciones:

- Colocar los fideos de calabacín en un colador sobre un recipiente limpio
- Incluir 1/2 cucharadita de sal y dejar que se asiente mientras se prepara la salsa pesto
- Mezclar todos los ingredientes de la salsa pesto
- Extraer el exceso de agua de los fideos de calabacín y colocarlos en un recipiente limpio
- Vierta la salsa por encima y adorne con algunas hojas de albahaca y piñones

COSTILLAS DE SEITÁN Y TEMPEH A LA BARBACOA CON BALSÁMICO

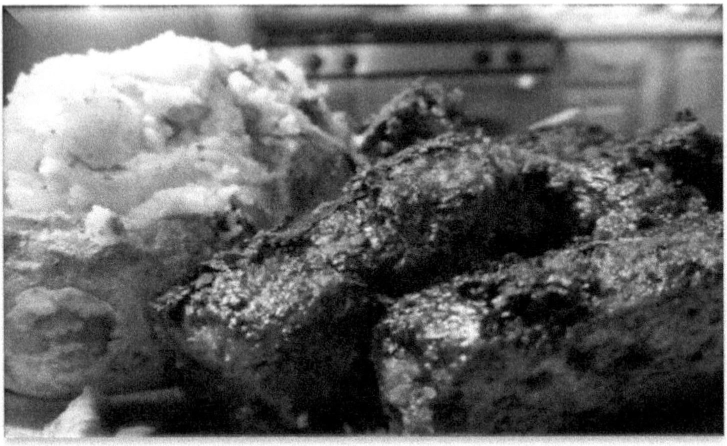

Datos nutricionales

Porciones por envase	4
Total de la preparación	10 minutos
Tamaño de la porción 2/3 de taza (56g)	
Cantidad por porción Calorías	 100
	% de valor diario
Grasa total 7g	1%
Grasas saturadas 1g	2%
Grasas trans 0g	20%

Colesterol	2%
Sodio 160mg	7%
Carbohidratos totales 37g	2%
Fibra dietética 2g	1%
Azúcar total 2g	01.20%
Proteína 14g	
Vitamina C 1mcg	10%
Calcio 450mg	1%
Hierro 2mg	2%
Potasio 35mg	7%

Ingredientes

Para el aliño de especias

- 1/4 de taza de azúcar turbinado crudo
- 1 o 2 cucharadas de pimentón ahumado
- 1 cucharada de pimienta de cayena
- 3 dientes de ajo picados
- 2 cucharadas de orégano seco
- 2 cucharadas de sal Kosher
- 2 ½ cucharadas de pimienta negra molida
- Picado ¼ de taza de perejil fresco

Instrucciones:

- En un recipiente limpio, mezcle los ingredientes para el aliño de especias. Mezclar bien y reservar.
- En una cacerola pequeña a fuego medio, combine el vinagre de

jugo de manzana, el vinagre balsámico, el jarabe de arce, la salsa de tomate, la cebolla roja, el ajo y el chile. Mezcle y deje que el guiso se asiente, expuesto, durante unos 60 minutos. Aumente el nivel del fuego a medio-alto y cocine durante 15 minutos más hasta que la salsa espese. Mézclela con frecuencia. Si parece que está excesivamente espesa, incluya un poco de agua.

- Precalentar el horno a 350 grados. En un bol limpio, mezclar los ingredientes secos para el seitán y mezclar bien. En un bol limpio, añadir los ingredientes húmedos. Añadir los ingredientes húmedos a los secos y mezclar hasta que simplemente se consoliden. Manipular la masa suavemente hasta que todo esté combinado y la masa se sienta elástica.
- Engrasar o duchar una fuente de preparación. Incluya la masa en la fuente de horno, alisándola y estirándola para que encaje en la fuente. Cortar la masa en 7 ó 9 tiras y después por el medio para hacer 16 costillas gruesas.
- Cubrir la masa con el aliño de sabor y volver a frotarla un poco. Caliente el seitán durante 40 minutos a una hora o hasta que el seitán tenga una superficie fuerte. Retire la fuente del calentador. Vuelva a cortar las tiras y sáquelas con cuidado de la fuente de horno.
- Aumente la temperatura del horno a unos 400 grados. Unte las costillas con la salsa BBQ y colóquelas en una bandeja para hornear. Vuelva a poner las costillas en el calentador durante unos 12 minutos para que la salsa se tueste un poco. También puede cocinar las costillas cubiertas de salsa en la parrilla o en una sartén para asar.

CAZUELA DE JUDÍAS VERDES

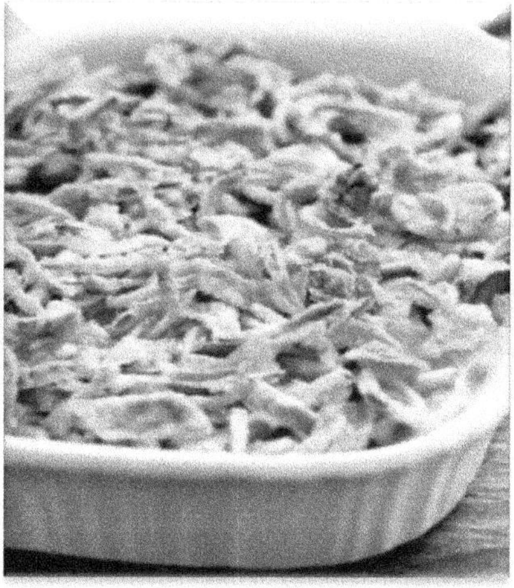

Datos nutricionales

Porciones por envase	2
Total de la preparación	10 minutos
Tamaño de la porción 2/3 de taza (5g)	
Cantidad por porción Calorías	 100
	% de valor diario
Grasa total 10g	12%
Grasas saturadas 2g	2%
Grasas trans 4g	20%

Colesterol	2%
Sodio 70mg	7%
Carbohidratos totales 18g	2%
Fibra dietética 9g	10%
Azúcar total 16g	01.20%
Proteína 2g	
Vitamina C 9mcg	10%
Calcio 720mg	1%
Hierro 6mg	2%
Potasio 150mg	6%

Ingredientes

- Cortar en dados 1 cebolla grande
- 3 cucharadas de aceite de oliva original
- ¼ de taza de harina
- 2 tazas de agua
- 1 cucharada de sal
- ½ cucharada de ajo en polvo
- 1 o 2 bolsas de judías verdes congeladas (10 onzas cada una)
- 1 cebolla frita

Instrucciones:

- Precaliente el horno a 350 grados.
- Caliente el aceite de oliva original en una sartén poco profunda. Incluye la cebolla y remueve de vez en cuando mientras la cebolla se ablanda y se vuelve translúcida. Esto tarda entre 15 y 20 minutos, ¡no te apresures porque da mucho sabor! Una vez que la cebolla esté bien cocida, incluya la harina y remueva bien para

que se cocine la harina. Será una mezcla seca. Incluye la sal y el ajo en polvo. Añade un poco de agua. Dejar cocer a fuego lento durante 1 o 2 minutos y permitir que la mezcla se espese. Retirar inmediatamente del fuego.

- Vierta las judías verdes en una fuente de horno cuadrada y añada 2/3 de la lata de cebollas. Incluya toda la salsa y revuelva bien para unirla.
- Coloque en el horno y cocine durante 25 a 30 minutos, la mezcla de la salsa estará burbujeante. Cubra con el resto de las cebollas fritas y cocine de 4 a 12 minutos más. Sirva inmediatamente y disfrute de su cena.

PIZZA DE SOCCA [VEGANA]

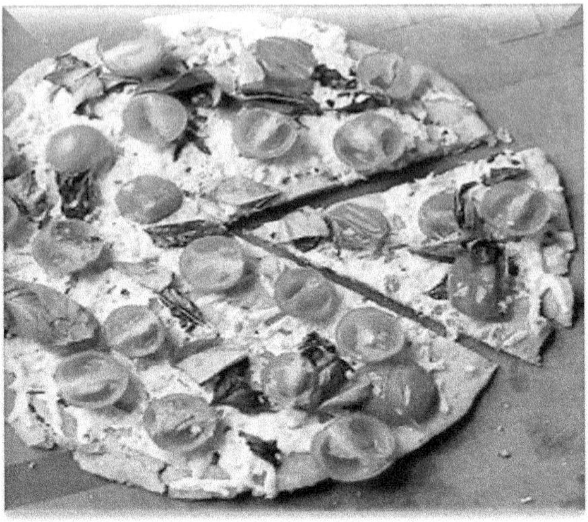

Datos nutricionales

Porciones por envase	2
Total de la preparación	10 minutos
Tamaño de la porción 2/3 de taza (78g)	
Cantidad por porción Calorías	 120
	% de valor diario
Grasa total 10g	20%
Grasas saturadas 5g	7%
Grasas trans 6g	27%

Colesterol	5%
Sodio 10mg	10%
Carbohidratos totales 4g	20%
Fibra dietética 9g	15%
Azúcar total 12g	01.70%
Proteína 6g	
Vitamina C 7mcg	10%
Calcio 290mg	20%
Hierro 4mg	2%
Potasio 240mg	7%

Ingredientes

Base de Socca

- 1 taza de harina de garbanzos (garbanzo) - yo utilicé la harina de garbanzo de Bob's Red Mill
- 1 o 2 tazas de agua fría y filtrada
- 1 ó 2 cucharadas de ajo picado
- ½ cucharada de sal marina
- 2 cucharadas de aceite de coco (para engrasar)

Recubrimientos

- Añadir pasta de tomate
- Añadir hierbas italianas secas (orégano, albahaca, tomillo, romero, etc.)
- Añadir setas
- Añade la cebolla roja

- Añade pimiento/campana
- Añadir tomates secos
- Añadir aceitunas de Kalamata
- Añade queso vegano y hojas de albahaca fresca picada

Instrucciones:

- Precaliente el horno a 350F.
- En un bol limpio, bata la harina de garbanzos y el agua hasta que no queden grumos. Incorporar el ajo y la sal marina. Dejar reposar unos 12 minutos para que espese.
- Engrasar 2 - 4 platos/latas pequeñas y poco profundas con aceite de coco original.
- Verter la mezcla en una fuente limpia y hornear durante unos 20 - 15 minutos o hasta que se dore.
- Sacar los platos del horno, cubrirlos con tus ingredientes favoritos y el queso vegano (opcional) y volver a meterlos en el horno durante otros 7 - 10 minutos aproximadamente.
- Retira los platos del horno y deja que se asienten durante unos 2 a 5 minutos antes de sacar las pizzas de los platos. Disfrute de su cena!

Postres y aperitivos

RECETAS VEGANAS DE SERPIENTE

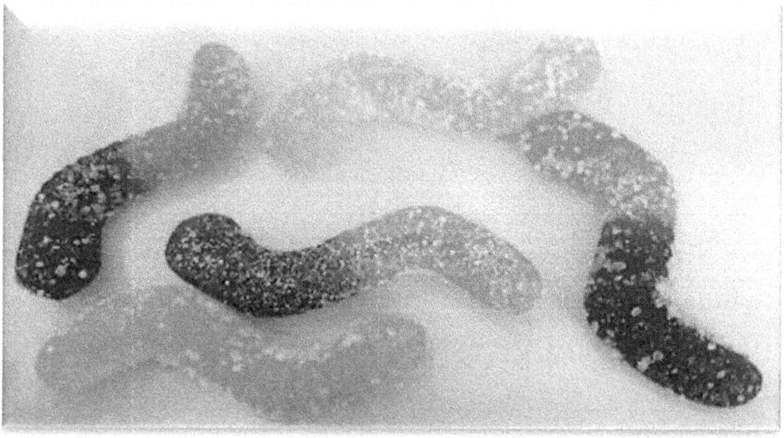

Es media mañana y tienes un poco de hambre, ¿qué vas a comer? Te sientes un poco privado porque sigues una dieta vegana y no se te ocurren ideas de aperitivos sabrosos y rápidos. O tal vez acabas de llegar a casa del trabajo y te apetece un delicioso bocadillo, pero estás cansado. Por lo tanto, quieres que tu tentempié vegano sea fácil, sin complicaciones y que no sea una de las recetas más complicadas del planeta, incluso mejor, preferiblemente algo que puedas preparar en menos de 5 o 10 minutos.

A continuación te ofrecemos una lista de algunas recetas de aperitivos veganos sabrosos, rápidos y fáciles, así como ideas de comida que te ayudarán a hacer tu vida un poco más fácil.

Palomitas de maíz

Es un tentempié sabroso y bastante bajo en calorías que puede estar listo para comer en menos de 10 minutos. Es perfecto si te apetece algo un poco salado.

Datos nutricionales

Porciones por envase	5
Total de la preparación	10 minutos
Tamaño de la porción	8
Cantidad por porción Calorías	0%
	% de valor diario
Grasa total 3g	20%
Grasas saturadas 4g	32%
Grasas trans 2g	2%
Colesterol	2%
Sodio 110mg	0.2%
Carbohidratos totales 21g	50%
Fibra dietética 9g	1%
Azúcar total 1g	1%
Proteína 1g	
Vitamina C 7mcg	17%
Calcio 60mg	1%
Hierro 7mg	10%
Potasio 23mg	21%

Ingrediente:

- Poner 2 cucharadas de aceite de oliva y ¼ de taza de palomitas en una cacerola grande.
- Cúbralo con una tapa y cocine las palomitas a fuego medio, asegurándose de agitarlas constantemente. Justo cuando creas que no funciona, sigue aguantando uno o dos minutos más, y empezará el estallido.
- Cuando deje de hacer estallar, retírelo del fuego y póngalo en un recipiente grande.
- Añade mucha sal al gusto y, si lo deseas, añade de ¼ a ½ taza de aceite de coco derretido. Si tiene ganas de palomitas dulces, añada un poco de jarabe de arce al aceite de coco, aproximadamente ½ taza, o al gusto.

Aperitivos veganos en 5 minutos o menos

Aquí tienes una lista de ideas de tentempiés veganos que no requieren preparación y que puedes comer en cualquier momento:

Datos nutricionales

Porciones por envase	5
Total de la preparación	10 minutos
Tamaño de la porción	8
Cantidad por porción Calorías	 0%
	% de valor diario
Grasa total 20g	190%
Grasas saturadas 2g	32%
Grasas trans 1g	2%

Colesterol	2%
Sodio 70mg	0.2%
Carbohidratos totales 32g	150%
Fibra dietética 8g	1%
Azúcar total 1g	1%
Proteína 3g	
Vitamina C 7mcg	17%
Calcio 210mg	1%
Hierro 4mg	10%
Potasio 25mg	20%

Ingredientes:

- Mezcla de frutos secos: frutos secos y trozos de chocolate vegano.
- Trozos de fruta con mantequilla de almendras, mantequilla de cacahuete o chocolate vegano para untar
- Pastel, magdalena, brownie o rebanada vegana congelada que hayas hecho el fin de semana
- Palitos de verduras (zanahorias, apio y pepino, etc.) con un dip vegano (hecho en casa o comprado en la tienda) como hummus o dip de remolacha. (Pero cuidado con los ingredientes comprados en la tienda).
- Batido - echa en la batidora todo lo que encuentres (¡dentro de unos límites!) como leche de soja, leche de coco, leche de arroz, leche de almendras, yogur de soja, yogur de leche de coco, canela, especias, sal marina, bayas, plátanos, cacao en polvo, chocolate vegano, néctar de agave, jarabe de arce, semillas de chía, semillas de lino, nueces, pasas, pasas sultanas... Lo que pongas en tu batido

depende de ti, y puedes prepararlo todo en menos de 5 minutos.

- Galletas con aguacate, mantequilla de soja y rodajas de tomate, o hummus para untar.
- Paquete de patatas fritas (no las comas muy a menudo). Hay muchas empresas de patatas fritas veganas que fabrican chips de col rizada, chips de maíz, chips de patata y chips de verduras, así que disfruta de un pequeño bol de vez en cuando.

Fruta fresca

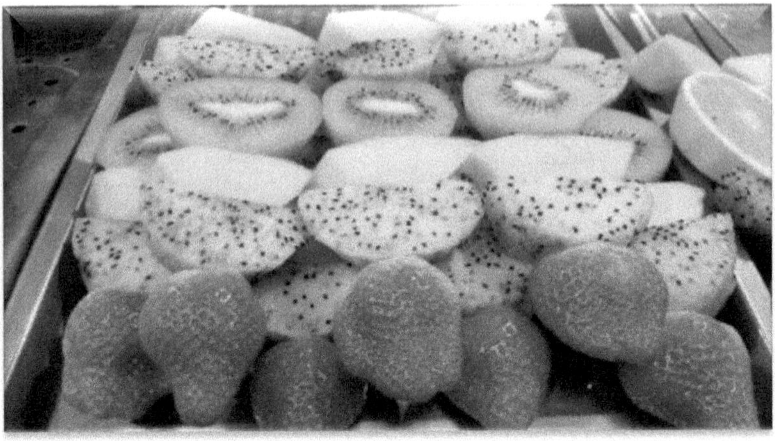

No hay que minimizar los beneficios para la salud de comer fruta fresca a diario. Así que asegúrate de disfrutar de alguna fruta de temporada como uno de tus tentempiés veganos diarios.

Datos nutricionales

Porciones por envase	10
Total de la preparación	10 minutos
Tamaño de la porción	5/5
Cantidad por porción Calorías	1%
	% de valor diario
Grasa total 24g	2%
Grasas saturadas 8g	3%

Grasas trans 4g	2%
Colesterol	2%
Sodio 10mg	22%
Carbohidratos totales 7g	54%
Fibra dietética 4g	1%
Azúcar total 1g	1%
Proteína 1g	24
Vitamina C 2mcg	17%
Calcio 270mg	15%
Hierro 17mg	20%
Potasio 130mg	2%

Ingredientes:

- Corta tu fruta favorita y prepara una ensalada de frutas rápida y fácil, añadiendo un poco de zumo de naranja exprimido para hacer un buen aderezo jugoso.
- Sírvelo con un poco de yogur de leche de soja o de coco o con helado vegano si lo deseas, y cúbrelo con unas sabrosas nueces o almendras tostadas sli vered para convertirlo en un tentempié que te mantenga.

Tarta vegana

Si estás cansado o muy ocupado durante la semana, te recomiendo que reserves unas horas de los fines de semana para hornear. Prepara una o dos deliciosas recetas de bocadillos veganos para que te duren toda la semana y congélalas en porciones. Busca algunas recetas de pasteles veganos fáciles (o gourmet si lo deseas), recetas de magdalenas, recetas de brownies o recetas de rebanadas que tengan un aspecto delicioso, y que sepas que satisfarán tus antojos de merienda durante la semana.

Rebanada de salud vegana

Una vez más, si lo horneas los fines de semana, no tendrás que preparar la merienda durante la semana. Hoy en día hay muchas recetas deliciosas de rebanadas saludables veganas. Hay una rebanada de manzana-crujiente, una rebanada de avena y nueces, una rebanada de frutos secos, una rebanada de arándanos, una rebanada de chocolate-brownie, ¡y tantas otras recetas deliciosas! ¿Por qué no hornear una rebanada vegana diferente cada fin de semana? Así evitarás que tus meriendas veganas se vuelvan aburridas.

Como puedes ver, tus meriendas veganas pueden ser muy rápidas y fáciles de preparar. Y siempre es un buen hábito hacer la repostería vegana en el fin de semana para que tus aperitivos de entre semana no sean un problema.

Crujiente de manzana picante

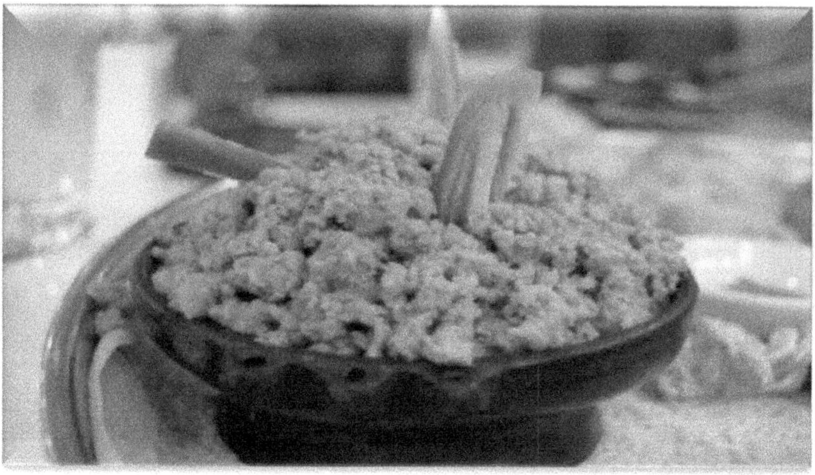

Datos nutricionales

Porciones por envase	5
Total de la preparación	10 minutos
Tamaño de la porción	7
Cantidad por porción Calorías	0.2%
	% de valor diario
Grasa total 8g	22%
Grasas saturadas 1g	51%
Grasas trans 0g	2%

Colesterol	2%
Sodio 20mg	0.2%
Carbohidratos totales 70g	540%
Fibra dietética 3g	1%
Azúcar total 6g	1%
Proteína 6g	24
Vitamina C 4mcg	170%
Calcio 160mg	12%
Hierro 2mg	210%
Potasio 30mg	21%

Ingredientes:

- 8 manzanas para cocinar
- 4 oz. o 150 g de harina
- 7 oz. o 350 g de azúcar moreno
- 5 oz. o 175 g de mantequilla vegana
- ¼ de cucharada de canela molida
- ¼ de cucharada de nuez moscada molida
- Ralladura de un limón
- 1 cucharada de zumo de limón fresco

Instrucciones:

- Pelar, cortar en cuartos y descorazonar las manzanas para cocinar.
- Cortar los cuartos de manzana en rodajas finas y colocarlas en un bol.
- Mezclar la nuez moscada y la canela y espolvorear sobre las manzanas.
- Espolvorear con cáscara de limón.

- Añadir el zumo de limón y mezclar.
- Colocar las rodajas en una fuente de horno grande.
- Hacer una mezcla de azúcar, harina y mantequilla vegana en un bol y ponerla sobre las manzanas, alisándola.
- Colocar la fuente en el horno.
- Hornear a 370°F, 190°C o marca de gas 5 durante 60 minutos, hasta que las manzanas estén doradas y tiernas.

Tarta de manzana

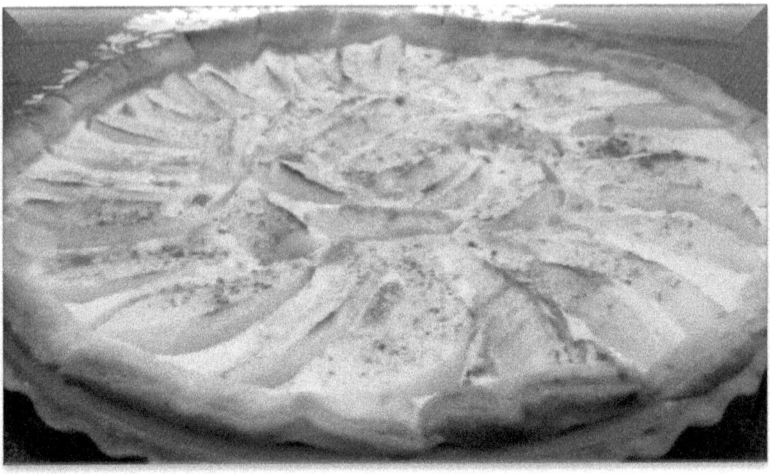

Datos nutricionales

Porciones por envase	8
Total de la preparación	10 minutos
Tamaño de la porción	2
Cantidad por porción Calorías	 0%
	% de valor diario
Grasa total 4g	210%
Grasas saturadas 3g	32%
Grasas trans 2g	2%
Colesterol	8%

Sodio 300mg	0.2%
Carbohidratos totales 20g	50%
Fibra dietética 1g	1%
Azúcar total 1g	1%
Proteína 3g	
Vitamina C 1mcg	18%
Calcio 20mg	1%
Hierro 8mg	12%
Potasio 70mg	21%

Ingredientes:

- 2 oz. o 50 g de harina
- 3 cucharadas de levadura en polvo
- ½ cucharada de sal
- 2 cucharadas de manteca vegana
- ¼ de pinta o 125 ml de leche de soja sin azúcar
- 4 o 5 manzanas
- 4 oz. o 110 g de azúcar
- 1 cucharada de canela

Instrucciones:

- Tamizar la harina, la levadura en polvo y la sal.
- Añadir la manteca y frotar muy ligeramente.
- Añadir la leche poco a poco para hacer una masa blanda y mezclar.
- Colóquela en una tabla enharinada y extiéndala con un rodillo de ½ pulgada o 1 cm de grosor.

- Poner en una sartén poco profunda engrasada.
- Lavar, pelar, descorazonar y cortar las manzanas en secciones; presionarlas en la masa.
- Espolvorear con azúcar y espolvorear con canela.
- Hornear a 375°F, 190°C o marca de gas 5 durante 30 minutos o hasta que las manzanas estén tiernas y doradas.
- Servir con crema de soja.

Manzana Charlotte

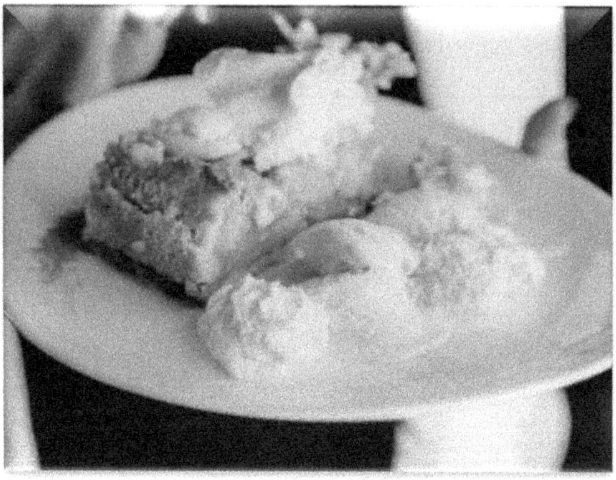

Datos nutricionales

Porciones por envase	5
Total de la preparación	10 minutos
Tamaño de la porción	4
Cantidad por porción Calorías	60%
	% de valor diario
Grasa total 1g	200%
Grasas saturadas 20g	3%
Grasas trans 14g	2%
Colesterol	2%

Sodio 210mg	2%
Carbohidratos totales 7g	210%
Fibra dietética 1g	9%
Azúcar total 21g	8%
Proteína 4g	
Vitamina C 4mcg	22%
Calcio 30mg	17%
Hierro 8mg	110%
Potasio 12mg	2%

Ingredientes:

- 2 libras o 900 g de buenas manzanas para cocinar
- 4 oz. o 50 g de almendras (picadas)
- 50 g de grosellas y pasas de Corinto mezcladas
- 1 rama de canela (de unos 7 cm de largo)
- Zumo de ½ limón
- Pan integral (cortado muy fino) para untar
- Azúcar al gusto.

Instrucciones:

- Pele, descorazone y corte las manzanas.
- Cocer las manzanas con una taza de agua y la canela, hasta que las manzanas se hayan convertido en una pulpa.
- Retirar la canela y añadir el azúcar, el zumo de limón, las almendras y las grosellas y sultanas (previamente recogidas, lavadas y secadas).
- Mezclar todo bien y dejar que la mezcla se enfríe.
- Engrasar una tartera y forrarla con rebanadas finas de pan y

mantequilla,

- A continuación, coloque sobre ella una capa de mezcla de manzana, repita las capas y termine con las rebanadas de pan y la mantequilla vegana.
- Hornear a 375°F, 190°C o marca de gas 5 durante 45 minutos.

Brownie vegano

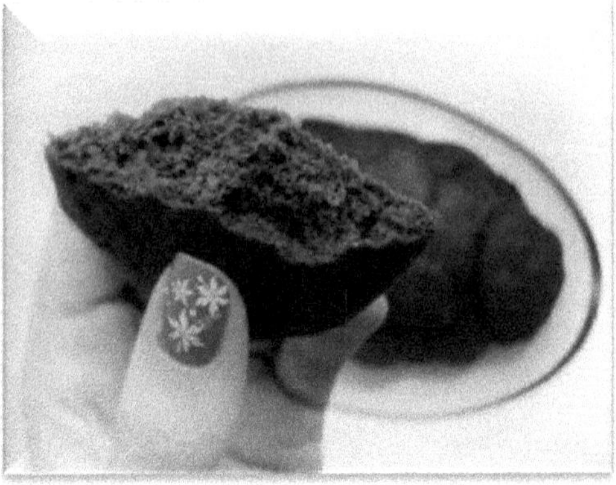

Datos nutricionales

Porciones por envase	3
Total de la preparación	10 minutos
Tamaño de la porción	7
Cantidad por porción Calorías	 20%
	% de valor diario
Grasa total 3g	22%
Grasas saturadas 22g	8%
Grasas trans 17g	21%
Colesterol	20%
Sodio 120mg	70%

Carbohidratos totales 30g	57%
Fibra dietética 4g	8%
Azúcar total 10g	8%
Proteína 6g	
Vitamina C 1mcg	1%
Calcio 20mg	31%
Hierro 2mg	12%
Potasio 140mg	92%

Ingredientes:

- 1/2 taza de mantequilla no láctea derretida
- 5 cucharadas de cacao
- 1 taza de azúcar granulado
- 3 cucharaditas de sustituto de huevo Ener-G
- 1/4 de taza de agua
- 1 cucharadita de vainilla
- 3/4 de taza de harina
- 1 cucharadita de polvo de hornear
- 1/2 cucharadita de sal
- 1/2 taza de nueces (opcional)

Instrucciones:

- Caliente el horno a 350°. Prepara un molde para hornear de 8" x 8" con mantequilla o aceite de canola.
- Mezclar la mantequilla, el cacao y el azúcar en un bol grande.
- Mezclar el sustituto del huevo y el agua en una batidora hasta que esté espumoso.
- Añadir a la mezcla de mantequilla con la vainilla. Añadir la

harina, la levadura en polvo y la sal, y mezclar bien.

- Añadir las nueces si se desea. Vierta la masa en el molde y distribúyala uniformemente.

Hornear de 40 a 45 minutos, o hasta que al insertar un palillo éste salga limpio.

Lightning Source UK Ltd.
Milton Keynes UK
UKHW021831190721
387436UK00002B/455

9 781803 351131